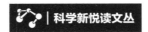科学新悦读文丛

为什么不是200岁？

The Science of Life Span & Aging

解开人类寿命与衰老之谜

［英］乔纳森·席佛顿（Jonathan Silvertown）著

李昕亚 译

人民邮电出版社

北京

版权声明

内容提要

　　任何活着的生命都会死亡，这是生命的基础事实。但是并非每个人都在相同的年龄死去，人们的衰老情况和寿命也有着显著的差别，而这种差别与动物和植物间的差距相比较起来就显得微不足道了。是什么造成了这种显著差异？我们又能从中学到什么帮助我们理解人类的衰老，或者说甚至更好地延缓衰老呢？

　　本书向读者展示了与寿命和衰老相关的有趣的科学知识，并依靠最新的科学研究成果描绘了我们所知的关于物种寿命、衰老和死亡的画面。本书作者生物学家席佛顿抽丝剥茧，从死亡、寿命、衰老、遗传、进化、节奏、机制等数方面切入，通过幽默的语言，解释了植物看起来永生不死的特异之处、摇滚乐手往往只能活到27岁的原因等内容，并用充满诗意的言语探讨了分子、基因、自由基与老化、死亡的关系。

献给瑞莎
一生的时间

目 录
CONTENTS

第 1 章
死亡与永生
归途

夜晚是早晨的画布

盗取的遗产

死亡，而我们执迷于

永生

        艾米莉·狄金森 (Emily Dickinson)

  或早或晚总有那么一天，每个人都会思考自己死亡的归途。青年人可以无视死亡，那是他们享有的特权，而迟暮之人则注定要思虑生命的消逝殆尽。每个人都在以自己的方式寻找答案，但终归都要回到一个问题上来：我会活多久，我又为什么注定会死亡？衰老与死亡有什么内在的节奏或理由吗？早在科学做出解释之前，艺术就已经找到了死亡的韵律，赋予生与死的奥秘以意义。这样的韵律隐藏在一件价值连城但鲜为人知的中世纪的艺术作品之中。它位于英国伦敦威斯敏斯特修道院院内架起的祭坛前。

几十年来，威斯敏斯特修道院内的甬道一直被地毯覆盖。只有新君踏进修道院时，这块地毯才会被卷起。甬道由相当繁复的马赛克铺成，描绘了中世纪时期的宇宙观。上面的植物、动物和人类寿命的长短、宇宙存在时间的长短均与审判日相关，而审判日宣告这一切的终结。由于甬道的表面受损，上面讲述的故事现已不能完全呈现。但是通过历史学家和考古专家的努力探查，我们已经可以重建该故事的原貌。甬道被方形的框架包围，四面刻有拉丁文，告诉我们这个由马赛克拼砌起来的甬道于"耶稣纪元 1272 年"国王亨利三世（King Henry Ⅲ）在位时竣工。教皇为该工程提供了部分资金，使用了意大利工匠从古罗马战乱时期抢救出来的色彩明亮的石头。工匠们带着这些钴蓝色、绿松石色、红白色和犹如凝固的血液般的紫色的石头来到阴郁的伦敦。其中这种紫色的石头是甬道中最稀有的石头，人们只在埃及的一处矿场中发现过它的踪影，而该矿场在耶稣诞生前 500 年就已经关闭了。

方形的框架内是 4 个流动的圆环设计，彼此相连，犹如由单根绳索形成的巨环。在这些圆环的周围曾经刻着这样的文字：

> 如果读者留心思考刻在这上面的字，
> 就会在这里发现原动天的长短：
> 边界代表 3 年，
> 寿命依次递进的是狗、马和人类，

> 雄鹿与渡鸦、老鹰、巨大的海怪和世界：
> 每一圈都是前一个年数的 *3* 倍。

在中世纪的宇宙概念中原动天指的是最外层的天体。因此，根据上面这段文字，聪明的读者会在甬道面上发现宇宙的界限，也就是宇宙会持续存在多久。该甬道中世纪的设计师知道不同动、植物的寿命各不相同，他们将这种变化视为宇宙宏伟设计本身的一部分。甬道上相连的圆圈体现了生命相互关联、都与宇宙存在时间的长短相关的观点。这一切都是通过神圣的数字 3 连接的，并最终在审判日到达巅峰。甬道上连接各种生物寿命的公式以 3 年为基准（在它被切割重塑以前），乘以 3，得出 3^2（＝ 9 年），即为狗的假定寿命；在此基础上再乘以 3 得出 3^3（＝ 27 年），为马的寿命，以此类推直到 3 的 9 次方，也即 19 683 年，为原动天存续的时间。

在中世纪的宇宙学家看来，1.9 万年一定是一段相当漫长的时间，但我们现在知道，回溯地球的历史，这 1.9 万年几乎不值得一提。路面上的泥盆纪石灰石（主要由海洋生物的化石遗骸构成的岩石）约有 3.5 亿年的历史，但生命在地球上存在的时间几乎是它的 10 倍多（35 亿年）。地球存在的历史则更长，为 45 亿年。按照当前的估计，宇宙已经存在了近 140 亿年。虽然今天我们提出了和中世纪我们的祖先一样的问题，但是科学提供的答案已经将我们的想象力拉伸至极限。

关于生命的长短，科学家是如何解释的呢？为什么不同的物种生存的时间不同，比如狗可能只能活 10 年，而人类却能活 80 年呢？中世纪的宇宙学家认为生命长短的多样性中也存在一致性，因为万物都是神圣有序的数学系列中的一分子。为什么寿命会有所不同呢？有统一的科学解释吗？或者科学只是坐拥大量的事实，像一堆马赛克片那样缺乏条理或设计？什么又是衰老呢——即使是世界上最长寿的生命也会随着年龄的不断增加慢慢丧失正常的机能，甚至终止生命吗？我们为什么会衰老呢？动物和植物也像我们一样会衰老吗？

　　这本书是我自己的“马赛克”，我会把现代科学对这些问题的解答整合在一起。但是我们将从威斯敏斯特修道院开始这次探求之旅，因为，令人惊讶的是作为中世纪的教堂，它告诉我们的关于死亡和永生的信息远远超出隐藏在甬道路面上的信息。

　　威斯敏斯特修道院是英格兰埋葬其不朽人物的地方。在这里死者与后代同居一地，提醒我们，伟大的艺术和科学的理解能够超越死亡本身。这里既是国家陵墓也是教堂，葬有《坎特伯雷故事集》的作者杰弗雷·乔叟（Geoffrey Chaucer）（卒于 1400 年）。此处纪念碑林立，与乔叟一起在“诗人角”同眠的还有威廉·莎士比亚（William Shakespeare）、威廉·华兹华斯（William Wordsworth）、查尔斯·狄更斯（Charles Dickens）、简·奥斯汀（Jane Austen）、乔治·艾略特（George Eliot）、T. S. 艾略特（T.S. Eliot）、亨利·詹姆斯（Henry

James）以及英国文学史上的几乎所有重要人物。这个瓦尔哈拉殿堂[①]的墙壁和地板上到处写着杰出人物的名字，现在甚至连乔叟坟墓上的彩色玻璃窗上也都是这样的名字。奥斯卡·王尔德（Oscar Wilde）和亚历山大·波普（Alexander Pope）就是其中两个，他们的名字就位于乔叟坟墓的玻璃窗上。

但这是一座英格兰教堂，因此讽刺、叛逆性话语，甚至是粗鄙的笑话竟如大理石上的纹理一般存在于教堂庄严的墙壁上。17世纪，在与其相邻的威斯敏斯特学院读书的学童在少有人迹的走廊上用国王理查二世（King Richard Ⅱ）的颚骨打斗。后来，年轻的学者将自己的名字刻在坟茔上，甚至还刻在加冕用的椅子上。如今仍然可以在那里看到涂鸦的痕迹。17世纪作家塞缪尔·佩皮斯（Samuel Pepys）写道，国王亨利五世（King Henry Ⅴ）的妻子瓦卢瓦女王凯瑟琳（Queen Catherine of Valois）在去世232年后，尸体被挖掘出时，已成干瘪的木乃伊，并于1669年2月的一天被展出。"……由于受到了特殊的关照，我接触到了她的上半身，我确实亲吻了她的嘴唇，心里想，我竟然吻了女王。"

这种亵渎的迹象吓坏了后来的游客。19世纪初华盛顿·欧文（Washington Irving）从纽约到此，他写道：

---

① 北欧神话主神兼死亡之神奥丁接待英灵的殿堂。

> 我心中想道：这座大寺，聚葬如许名人，不就等于一部警世宝鉴，一部一再申述盛名之虚妄和湮没无闻之必然的伟大教训吗？它是死神的帝国，黑暗的皇宫；死神堂皇地坐着，向伟人的遗骸嘲笑，在王公贵族的纪念碑上洒着尘土，同时也使它们被世人所遗忘。"英名不朽"这句大话，毕竟是多么空虚！

身处教堂，被修道院里 1 000 个被遗忘的名字包围时，就很容易对此表示赞同了。有谁能够抗衡永恒的死亡呢？因为任何一个生命都必将在衰老和疾病中结束。离这些有名的诗人不远，一转弯就到了南廊。那里有诗人、剧作家威廉·康格雷夫（William Congreve）（1670—1729）的纪念碑。他下葬时，时任首相也为其扶柩，但现在却几乎谁也不记得他了。康格雷夫的情人是马尔伯勒公爵夫人亨利埃塔，她用康格雷夫留给自己的一部分遗产建造了一座康格雷夫的机械雕像。那是一座由发条驱动的象牙雕。公爵夫人每天都在桌前与她逝去的恋人交谈，就好像他还活着一样。至少对她来说，这延续了自己对他的记忆，可以暂时不让这些记忆被死亡带走。

修道院也是英格兰国王和王后素常加冕的教堂。加冕的盛况在 1902 年达到顶峰，当时爱德华七世（Edward Ⅶ）在此加冕，大英帝国正处于它的巅峰时刻，统治面积占全球的

1/4。加冕仪式之前，身为英国国王和印度皇帝的爱德华被医生警告说，如果他不推迟加冕，治疗急性阑尾炎的话，他随时可能在仪式期间死亡。在死亡面前爱德华勉强屈服，但在加冕仪式最终举行时他的身体仍然很虚弱。地位和头衔无法让人免受衰老和疾病的影响。主持该仪式的大主教当时已经80岁了，他的身体状况比国王爱德华更为糟糕。他视力很差，手一直在颤抖，要宣读仪式内容很困难，几乎没有力气把王冠举到新君主的头上。在王座前跪下后，他不得不靠国王和其他3个主教帮助才能够再站起来。大主教在仪式结束后几个月就去世了。国王爱德华七世也仅在位8年就离世了，时年68岁。

如今人们还记得国王爱德华七世吗？他统治时期发行的硬币结实耐用、数量多，完全可以让他的名字流传几个世纪。但这些硬币早已不再流通了。英国的学童也不再像他们的祖父母那样，死记硬背君主的名字和统治时期。然而，1902年一名蔬菜种植者将新的马铃薯品种命名为"国王爱德华"，借此向国王致敬。所以具有讽刺意味的是，在英格兰爱德华国王现在是马铃薯的一个品种。马铃薯的寿命比国王长。每个马铃薯的块茎基因都与其生长的秧苗基因相同，并且因为每棵马铃薯秧都是从先前采收下来的块茎生发出来的，所以原来的爱德华国王马铃薯还活着，每一季其数量都会倍增。爱达荷马铃薯是一种更古老的品种，用于制作麦当劳餐馆中供应的炸薯条。这些马铃薯会比我们所有的人都活得更长久。如果我们吃的炸薯条太多的话，情况就更是如此了。我们之后会揭示，为什么植物能够打破所有极端寿命的纪录以及饮食对动物会产生哪些影响，其中也包括我们人类自己。

尽管关于名声变化无常的例子很有说服力，但是华盛顿·欧文还是说错了。有些名字，包括他自己的名字在内，已经被世人记住了。莎士比亚会被人们遗忘吗？作曲家乔治·弗里德里克（George Frideric）雄浑的音乐如今仍在人们的耳边激荡，那么又有谁能认不出"诗人角"中他的墓碑角上的名号呢？不朽作品的创作者仍然活着，虽然伍迪·艾伦（Woody Allen）曾经不无幽默地说："我不想通过自己的作品实现不朽，我希望能通过永生实现不朽"。这样的表述可能并不会博得艾萨克·牛顿爵士（Sir Isaac Newton）一笑。他因重力而非轻慢而得名。据说他一生之中只笑过一次，那是当时有人问他欧几里得写的《几何原本》有哪些用途。牛顿在威斯敏斯特修道院里的大理石纪念碑非常精致，看起来像是一座神龛，可能象征着牛顿是点亮科学的亮光。亚历山大·波普在其为牛顿撰写的著名的悼词中写道："自然和自然之律法隐藏在暗夜里：上帝说，'要有牛顿！'然后一切都被点亮了"。

离牛顿的"神龛"几步之遥是查尔斯·达尔文（Charles Darwin）冷峻的埋葬之所。那里被简单的白色大理石板覆盖，上面只刻着他的名字和生卒日期。到达尔文去世的时候，英国国教已经在很大程度上接受了进化理论。至于达尔文本人，虽然他年轻时已经接受了神职人员的相关训练，但是去世时他却是个不可知论者。查尔斯·达尔文是个非常敏感且善良的人，他顾家、坚决反对奴隶制并体贴他人。当他心爱的女儿安妮 10 岁死于结核病时，他无法想象，如果上帝真的存在的话，那么他怎么能忍心让无辜的儿童遭遇苦难呢。痛失女儿安妮后，达尔文的妻子艾玛在宗教中找到了慰藉，但达尔文却只剩下怀疑。今天，科学的难题是为什么进化允许衰老和死亡的存在。为什么我会死，而不是永远存在的爱达荷马铃薯呢？

在威斯敏斯特修道院，与达尔文的坟墓相邻的是天文学家和数学家约翰·赫歇尔爵士（Sir John Herschel）的坟墓，两人的坟墓距离太近了，他们的墓碑几乎紧贴着。早在达尔文发表《物种起源》一书之前，赫歇尔就已经开始思考他所谓的"奥秘的奥秘，灭绝物种被他者替代的现象"，并推测"如果某一天新物种的起源可以为我们所认识，那么它会是一个与超自然对立的、自然的过程"。当达尔文写《物种起源》的时候，他在引言部分提到了赫歇尔就"奥秘的奥秘"的看法。达尔文对该书书名的选择也可能受到了赫歇尔"新物种起源"的启发。达尔文伟大的成就在于发现了新物种如何自然产生，而不是被奇迹般地创造出来。他发现了进化是如何发生的。

达尔文将驱动进化的机制称为自然选择。他说，让个体不同吧。那些能更好地在日常生活中为生存而斗争的个体将比在这方面不如它们的同伴繁衍出更多的后代。现在想象一下，在自然选择的作用下，这种差异是可以被继承的，从父母传递到子女。然后，那些将产生更多后代的物种成功繁衍的特征被自然选择，使其数量在每一代中会继续增加。经过多代的发展，自然选择会带来改变，假以时日，就会如达尔文在《物种起源》的结尾处所写的那样"无尽的形式最美丽、最美妙的一直并正在演变"。

威斯敏斯特修道院就见证了生存斗争，因为在这里，我们看到了生老病死的强大力量。走进这座始建于1000多年前的修道院，你一定会意识到与时间的无限相比，人类的寿命是如此的短暂。直到最近，疾病仍然会夺去很多年轻的生命和人才，所以，如果那些在"诗人角"中被世人纪念的青年才俊能够当场复活的话，那么大部分区域将成为结核病病区。约翰·济慈（John Keats）（卒于1821年）26岁时死于肺结核病。勃朗特三姐妹中至少两位、她们任性的弟弟勃兰威尔（Branwell）、伊丽莎白·巴雷特·布朗宁（Elizabeth Barrett Browning）（卒于1861年）和戴维·赫伯特·劳伦斯（D. H. Lawrance）（卒于1930年）也都死于该病。亚历山大·波普（卒于1744年）因结核病而发育不良，终身患病。其他遭受肺结核折磨的文学家还有罗伯特·伯恩斯（Robert Burns）（卒于1796年）、亨利·大卫·梭罗（Henry David Thoreau）（卒于1862年）和华盛顿·欧文（卒于1859年）。

引起结核病的杆菌已经在人类基因组上留下了自己进化的标记。在暴露于该疾病频率最高的人群中，自然选择增加了抗病性基因出现的频率。事实上，人类基因组到处都是保护我们免受疾病困扰的基因，它们都是过去流行病留下的自然选择的产物。

在分娩中死亡一度也非常常见，与社会等级地位并无关系。国王亨利八世（King Henry Ⅷ）的母亲和他的6任妻子中的两位都因此死亡。猩红热——一种细菌性疾病夺走了许多上流家庭以及更卑微家庭里的孩子的生命。路易莎·梅·奥尔科特（Louisa May Alcott）的名著《小妇人》以美国内战为背景，讲述了贝丝·马奇（Beth March）在13岁时因帮助穷人而染上了猩红热并最终死于该病。在她的世界里死亡无刻不在，贝丝的6个娃娃也都体弱多病。在今天，接种疫苗、使用抗生素、良好的卫生条件和保健措施已经让发达国家的人们摆脱了结核病对自己生命的威胁，但是在发展中国家结核病仍然是最大的可预防的致死原因。

科学和公共卫生已经赢得了对抗感染的重要的战斗，但是它们尚未赢得长久的胜利。细菌的增代时间非常短，因此它们有能力以极快的速率倍增和进化。例如，人胃里的幽门螺杆菌通常是无害的，但是它可以引起胃溃疡甚至是癌症。人们通常是在童年感染了幽门螺杆菌，如果不加以治疗，幽门杆菌会在人的一生中一直存在，并在人体内演变成变异的菌株。全球有一半人口携带这种细菌，如果你和我都被感染了，我体内的杆菌肯定与你的不同。短寿命的病原体能迅速进化，如幽门螺杆菌、结核菌以及许多其他细菌，导致抗生素耐药基因的出现。这些基因能够传播，因为它们能够让带有它们的细菌不被人类消灭掉。更糟糕的是，它们还可以在不相关的细菌中转移，因此抗生素耐药性可以非常迅速地传播并形成不同的组合。这就是医生所说的综合耐药性。这是你永远不愿意从医生口中听到的话。

其他动物也有不同种类的幽门螺杆菌，但奇怪的是，有些动物感染的幽门螺杆菌在基因上与人类感染的幽门螺杆菌类似。但是感染此类细菌的动物并不像我们想象的那样，是我们最亲近的灵长类亲属，如黑猩猩或猴子。它们是像猎豹、狮子还有老虎等大型的猫科动物。据估计，这类幽门螺杆菌的祖先大约是在 20 万年前由人类传染给大型猫科动物的。当时我们人类仍然生活在非洲大陆，对大型猫科动物的恐惧足以让我们的祖先患上胃溃疡。现在看来，多亏了幽门螺杆菌我们才能回敬了一局。

从致病细菌中，我们开始看到生命进化的重要意义。事实上，寿命短并不重要，重要的是增代时间短给细菌带来了巨大的优势。寿命是从出生到死亡之间的平均时间。增代时间是指从出生到生育之间的时间。细菌通过分裂进行繁殖，所以对它们来说寿命和增代时间是一样的，可以短至 30 分钟。人类的增代时间是 20~25 年，而寿命是 70~80 年。

增代时间短，进化的车轮就转得更快，使得快速进化成为可能，这是细菌可以迅速适应新挑战的一个原因，如抗生素。但是，即使忽略这种适应能力，增代时间短对于物种从数量上来说也是有利的。进化竞争中的优胜者留下的后代最多，因为增代时间短加速了个体数量增加的速率，这是一个巨大的优势。在寿命长的生物正在经历它们困难的青少年阶段时，寿命短的生物正在繁衍下一代，它们的下一代也在繁衍下一代。但这里正是问题之所在。如果增代时间短这么有优势，那么为什么这种现象并没有普遍存在呢？

我在这本书中创造的马赛克拼贴之谜是由一系列相互关联的框架组成的，其中长寿的谜题就是第一个问题。这些谜题需要大量有趣的事实和独特的论证才能解开。即使你只对自己的物种感兴趣，你也会在第 2 章中发现，通过比较许多物种我们回答了为什么我们不都像微生物一样短命的问题。每个物种都像是一个演化实验，要告诉我们一些潜在的新信息。接下来在第 3 章，我们要问什么是衰老？如果有可能消灭它，我们又能活多久呢？第 4 章探讨了遗传对寿命长短的影响，揭示了令人吃惊的事实，即调整所有动物都有的特定基因就可以大大地延长寿命。

希腊哲学家亚里士多德（Aristotle）（公元前 384—公元前 322）也被称为第一位生物学家。他通过直接观察自然世界，对长寿进行了精辟的论述。他观察到植物是最长寿的有机体，由于它们可以"持续更新自己，因此会生存很长时间"。在第 5 章中，我们要探讨的谜题是植物。从马铃薯到巨型的红杉，这些植物是如何做到那些极少有动物能够做到的事情的呢？在第6章中你将了解到基因工程可以延长生命，一些植物看起来几乎是永生的。这章将揭开最大的谜题，那就是为什么死亡会存在，或者更确切地说，就是自然选择偏爱能够生存和繁殖的生物，却又为什么允许衰老和死亡的存在呢？在第7章我们探讨了像鲑鱼这样的自杀性物种，并提出了一个大问题："死亡有没有适应性呢？"在最后两章我们涉及了一系列关于衰老如何在分子层面发生的谜题。随着身体不断的衰老，很多问题都出现了，连挑选正确的问题本身也变得困难起来。但是在这样的疯狂和无序中也有意义。以上粗略地勾勒了我的马赛克中松散部件的轮廓。如果你想看看它们会如何拼贴在一起，又组成了什么样的宏大图案的话，那么请容许我为陛下您铺上地毯，请您随我来。

第 2 章
不断下落的沙漏
生命的跨度

生命是什么？沙漏在下落

迷雾从晨光中后退

纷扰喧嚣的梦境仍旧重复着

它的长度？一瞬间的停顿、一瞬间的念想

幸福呢？是河流中的一朵浪花

在夺取的那刻湮灭

　　　　约翰·克莱尔（*John Clare*),《生命是什么？》

当乡土诗人和自然主义者约翰·克莱尔（1793—1864）写下这些文字时，和他一样的农业劳动者的生活状态确实如托马斯·霍布斯（Thomas Hobbes）说的那样"穷困、恶劣、残酷且短暂"。然而，和大多数生物体比起来，即使是这样的生活，人类也站在了长寿的巅峰。从进化的角度来看，寿命长并没有很多好处。自然选择偏爱那些有利于繁殖的遗传特征，所以寿命短、繁殖早的基因将像野火一般，在携带该基因的生物不断进行繁殖的过程中以及其后代也不断进行繁殖的过程中，被传给它们的后代。相比之下，携带成熟较晚、寿命较长的基因的生物体会缓慢地将其基因传给后代，自己则迅速成为历史。这只是个算术题。想象一下，你在两家银行都有存款。下面两种方式，哪种收益大呢？一种是每月支付5%的利息，另一种是一年支付5%的利息。一年之内，每月5%的利息累积下来会使100美元变成将近180美元。你从中获得的收益（80美元）是从支付迟缓（每年支付一次）的银行中获得的5美元利息的16倍。这正是寿命短、繁殖早给生物体带来的优势。

有关长寿的谜题并不是为什么我们这么快就死掉了，而是为什么我们能够活得这么久。当然，这个问题有答案，但是生物体进化了超过27亿年才发现它，所以我们要从生物体开始之初讲起。最早进化的生物是简单的、类细菌的生物。在地球有生命的历史中，它们几乎便是全部。第一个生命的迹象出现在大约35亿年前的化石中。在接下来的27亿年中，微生物是地球上唯一的居民。题为《微生物之古老》的世界上最短的诗，简短地赞扬了这一事实：

亚当

拥有它们。

这些微生物只有单一的细胞，即便是在它们最复杂的状态下，也只是相同细胞链或者细胞片构成的机体。今天我们通常认为的生物——所有个体足够大、可以用肉眼见到的生物——是在过去8亿年间进化而来的。

所以关于长寿的谜题，一部分答案是，在很长很长的一段时间内根本没有这个谜题。就地球历史的大部分时间而言，几乎每一个生物都是单细胞生物，至少极有可能是有能力短暂生存、迅速繁殖的生物。即使在今天，微生物在数量上也占据着主导的地位。你体内的细菌和真菌数远远超过你体里的细胞数，其数量比至少为10 : 1。美国诗人沃尔特·惠特曼（Walt Whitman）在《我自己的歌》（1855）中写道："我辽阔博大，我包罗万象。"他并不知道自己说的是多么的正确。

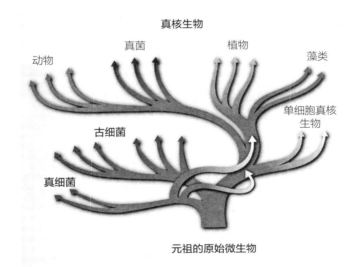

图1　生命之树，有3个主要的分支，即古细菌、真细菌和真核生物（来自99%的猿类）

在生命之树的3个主要分支中，真细菌和古细菌2个分支只由微生物组成。即使在被称为真核生物的第3个分支中，人类也只是一种微小的、最近才出现的枝条。那里还有许多单细胞生物，见图1。微生物基因的多样化和生化能力的多样化令人感到惊奇。在独占地球的时间里，它们设法不断进化，发掘出每一个可想象的生存方式，包括通过光合作用捕获太阳的能量；在没有阳光的海洋深处从有硫参与的化学反应中获得能量；在黄石公园内泉水能煮熟鸡蛋的高水温环境中生存；在南非金矿中埋在近3 000米地下的岩石中博得一席生存的空间。多细胞生物的出现在这些生命周期异常缓慢、长久的暴发户身上以及体内为微生物创造了新的机会。没有微生物在肠道中消化食物，牛就不能在草地上茁壮成长，白蚁就不能啃光木头，人类也就无法生存。

单细胞生物体的大小是有限的。已知最大的细菌是硫珍珠菌，生活在纳米比亚海岸附近的海洋泥里，只有本句句尾句号一般大小。当多细胞生命最终从微生物天才组成的原始跳蚤团进化出来的时候，个头更大、生存时间更长的生物就成为可能。但是这些生物仍然是小细胞的联合体。丽莎·明尼里（Liza Minnelli）唱道："生命是卡巴莱夜总会，老朋友"，但并不是这样。生命是座公寓，老朋友。不过公平地说，我觉得为歌舞剧《卡巴莱夜总会》填词的弗莱德·埃布（Fred Ebb）要是将"多细胞性"加到一首并不卖座的歌曲里去的话，一定会郁闷到窒息。

不仅生命本身以单细胞开始，而且我们每个人的生命也都是以这样的方式开始的——受精卵就是个单细胞。这个单细胞分裂后，胚胎以高度协调的方式生长和发育，严格按照遗传计划进行，使亲代与子代之间产生强大的家族相似性。多细胞生物是细胞合作建成的公寓，多细胞对其寿命的长短起到了至关重要的作用。多细胞的好处是生物体可以通过让新细胞替代受损的、耗损的或感染的细胞进行自我修复。特定的免疫细胞通过辨识、吞噬和破坏病原体来对抗感染。因此多细胞生物拥有维修单位、细胞防卫力量和卫生服务机制，所有这些都有助于延长寿命。

　　多细胞生物的潜在缺点是要生长和进行修复，有些细胞就必须要保留其固有的分裂能力。但是如果允许这些所谓的干细胞以不受控制的方式不断增殖，就会导致癌症。若细胞分裂活动出现了差错，那将使生物体面临寿命被缩短的风险。大约1/4的美国人死于癌症。多细胞生物有许多控制细胞增殖和预防癌症发生的机制，但是所有这些机制最终将依赖基因作为控制点或用基因来约束失控的细胞分裂活动。

　　每个多细胞生物体就好像是停放在一条陡峭的、逐渐倾斜的街道上的一辆汽车，走到街道尽头，就会致命性地跌进旧金山湾。为了防范灾难的发生，就有多种预防措施。旧金山当地有一条法律规定，如果把车停在这样的街道上，你就必须要把车轮转向路边；然后再用手刹制动，并把车换在"驻车挡"，利用变速器锁定车轮。相比于汽车，细胞防止自己失控的办法更多，但是人体有几十亿个细胞，每个细胞都是分裂的产物，那么一个人罹患癌症的风险就更接近于在旧金山的一条令人眩晕的街道上行驶的汽车失控的比率，即每1 000辆车里就有一辆车失控。难怪即使肿瘤并不是导致我们死亡的直接原因，但是在我们大多数人死去的时候体内都会有肿瘤。我们对抗的是细胞分裂在数学意义上的压倒性的优势。

不受控的癌细胞的分裂有多么强大可以通过被称为海拉的细胞系来说明。该细胞以一名名为海瑞塔·拉克斯（Henrietta Lacks）的宫颈癌患者命名。它们源于20世纪50年代初医生从海瑞塔的癌组织中提取的细胞。在发现海拉细胞系以前，科学家都未能在实验室培养的环境中保持人类细胞的活性并使其在任何时间长度内都进行分裂。取自多细胞动物体内的细胞分裂的次数似乎有固有的限制，达到上限后细胞就会死亡。但是来自海瑞塔·拉克斯的乳头状瘤的细胞表现得好像它们从来都没有读过教科书一样，不按规律走——当实验室提供了适合的条件，它们就会分裂、分裂、再分裂。

海拉细胞系迅速成为生物学和医学中的一种重要的工具。海瑞塔于1951年去世。仅仅一年后，她的细胞就被用于测试新的脊髓灰质炎疫苗，最终挽救了数百万人的生命。几年内，供应海拉细胞的实验室每周都会对外界提供20 000支试管，总计含有约60 000亿个的细胞。海拉细胞系变得无处不在、极易繁殖，并开始污染实验室内培养的其他细胞，表现得更像是一种微生物，而不是人类细胞系。事实上，不止一位进化生物学家提出，应将海拉细胞认定为一种新的物种，因为它具有自主性的存在。海拉细胞甚至有自己的畅销传记，即由丽贝卡·斯克鲁（Rebecca Skloot）撰写的《海瑞塔·拉克斯的不朽传奇》。

海拉并不是肿瘤细胞中摆脱多细胞存在的束缚，脱离人体细胞公寓的管理规则，像流浪汉一样四处闲逛的个例。狗身上有一种性病，由形成肿瘤样的感染性细胞引起，这种细胞生长在被感染动物的生殖器上。该疾病在全球范围内都有发现，涉及所有品种的狗，人们甚至发现也有狐狸感染此病。但是所有的感染似乎都是由相同的细胞系引起的，它有一个单一的来源。幸运的是，这些犬科动物的性肿瘤在几个月内就会消退。这可能是因为它们受到了宿主排斥外来组织的免疫系统的攻击。这和必须用药物来抑制免疫系统，否则被移植的器官将被人体排斥的原理相同。

免疫系统是多细胞动物对抗感染的主要防御方式之一，但免疫细胞需要遗传密码才能够分辨对方是敌人，还是朋友——也就是公寓内的其他居民。像我们人类这样有遗传差异的群体，每个个体都有自己的遗传密码（虽然近亲之间有很多相似之处），该系统也运行良好。然而在高度近交的群体里，遗传差异大大减少了，这给流行性肿瘤细胞提供了可乘之机。1996年一种新的疾病突然袭击了塔斯马尼亚袋獾。

塔斯马尼亚袋獾是一种有袋类的食肉动物，其残余种群只分布在塔斯马尼亚岛上。这种疾病导致染病的动物面部出现肿瘤，并且通常都是致命性肿瘤。研究人员惊讶地发现，从不同患病动物的肿瘤中提取的细胞竟然出奇得相同。这表明和大多数癌症肿瘤不同，该肿瘤并不是分别来自每个个体的不同的"流氓细胞"，而是动物在打斗中通过口鼻接触互相传播的。像袋獾这样的珍稀岛屿物种通常是高度近交的，这可能就是它们在面对这些流浪的肿瘤细胞时容易变得不堪一击的原因。袋獾现在已经因为该疾病而被列为濒危物种。袋獾可能已经进入了保护生物学家所称的灭绝旋涡，即种群规模小导致近亲繁殖，近亲繁殖使个体易于染病，从而进一步减少种群数量，直至自然选择就可以让该物种消亡为止。

所有形式的癌症都在残酷地提醒人们，长寿是一种岌岌可危的成就，必须抵御不受限制的、快速的细胞分裂的力量。动物的多细胞性使长寿成为可能，但是癌症风险就是它们必须付出的代价。细胞为什么会变成"流氓细胞"呢？问题的根源主要在于遗传密码的自发性改变。遗传密码记录在脱氧核糖核酸（DNA）中，控制基因的运作。这些遗传密码的变化称为体细胞突变。每进行一次细胞分裂，DNA 就会被复制，使每个新细胞都包含原细胞密码的副本。这种复制极少出现错误，但是错误确有发生。如果你给它足够的机会，罕见的事件甚至也可以变得不可避免起来。一个星期内，你肠道表面的所有细胞将被细胞分裂所得的细胞取代——两次。一次体细胞突变不足以让细胞在进行分裂时摆脱束缚，但是它却可以磨损制动绳索，让这些细胞的后代走向最终通往癌症的道路。到了 60 岁，你肠道内提供替代细胞的干细胞有些可能已经分裂了 3 000 次。将该数字乘以肠道内数千万的干细胞，结果会相当可观。如果没有以某种方式控制突变的话，那么有些人到 60 岁的时候就已经累积了数百次的突变。那么人类是如何活过 60 岁的呢？

　　癌症是多细胞性隐藏在动物中的危险，但是它并不能确定不同物种存活时间的长短，这是另外一个谜题。当比较人类与其他动物物种患癌的死亡率的时候，其中的差别并不像人们想象得那么大。例如，约有 20% 的狗和 18% 的白鲸死于癌症。正如我们已经观察到的，在美国，死于癌症的人数占总死亡人数的 25%。这种物种之间的微小差异意义重大，因为癌症的发生率似乎既与不同物种的寿命长短没有关系——从寿命约为 10 年的犬类到寿命为 40 年的白鲸至寿命约 80 年的人类，也与它们的体型大小没有关系（白鲸的体重最重可达一吨半）。就常理来看，癌症发生率应该随着体型的大小和寿命的增加而增加，因为这两个因素都会增大动物体细胞发生突变的可能，引发失控的细胞分裂。体型越大，这种风险也就越高，因为相对于体型较小的动物，大型动物的细胞数量更多。寿命越长，风险就越高，因为物种需要通过细胞分裂产生更多的细胞进行替换。因此，年龄越大、体型越大的物种应该至少会增加细胞发生癌变的风险，从而带来潜在的致命后果。

让我们简单粗略地计算一下，来验证这一观点是否正确。一方面，根据美国癌症协会的记录，90岁人群中结直肠癌的发生率为5.3%。相比于人类，小鼠的细胞数大约为前者的1/1 000，这意味着即使它们活到90岁（这至少是它们实际寿命的30倍），它们死于结直肠癌的概率也将仅为90岁的人类的1/1 000，即发病率为极低的0.005 3%。另一方面，蓝鲸的体重和细胞数均是人类的1 000倍。如果以此计算的话，蓝鲸90岁时患结直肠癌的概率应该是人类的1 000倍——概率这么高，事实上到了80岁所有的蓝鲸就都会因此而死亡。但是蓝鲸是这个星球上最大的动物，并不是一艘上面到处都是肿瘤的浮船。这和计算得出的结论并不相同。至于小鼠，杰出的癌症流行病学家理查德·佩托（Richard Peto）在1975年发表的名为《小鼠和人类的癌变与衰老》的文章中指出："大多数物种在年老时都会有一些癌症表现，无论年老指的是80周抑或是80年。"这一观察现在被称为"佩托悖论"。

不知何故，更长寿的物种比寿命短的物种获得了更好的保护，患癌的比例更低。同样，相对于体型较小的物种，体型更大的物种患癌的比例也较低。对此，佩托悖论有明确的表述。如果随着物种的进化，癌症发生率随着物种的大小和年龄而增加，那么就没有哪种动物可以比老鼠活得更长，而弓头鲸当然也就不能保持脊椎动物最长寿命的纪录，其寿命长达 200 岁。只有一种方法可以解释佩托悖论：进化可以改变易患癌症的概率。这个结论现在已经得到了证据的支持，保护我们免于罹患癌症的基因也是与长寿有关的基因。佩托悖论不仅是比较生物学中一种有趣的理论，它也为在动物世界中如何抗癌、寻找有效的对策方面指明了方向。也许隐藏在伟大的威斯敏斯特修道院路面上的信息是正确的，长寿的秘密其实就在巨大的海怪身上。

现在我们处于多细胞生物的领域，让我们探索一下寿命如何在不同物种之间发生变化，并尝试找到这背后的原因。你必须要将体态变大才能长寿吗？2 000 多年前亚里士多德发现，在动物世界里体型的大小和寿命之间的关系是显而易见的。但是体型大小是长寿的原因还是结果呢——也许它仅仅是长寿引发的偶然现象呢？如果体态大能够保护动物免受掠食者将其作为午餐的命运，或是有助于动物在寒冷的冬天生存下来，那么体态大可能就是长寿的直接原因。另外，体态变大是需要时间的，如果大体态会带来其他与生存无关的好处，如繁殖的成功率更高，那么这些好处可能仅仅是长寿和体态大小有关系背后一个偶然的原因。

当然，这些直接和间接原因也可能导致体态大小和寿命之间的相关性。这可能就是发生在双壳类动物身上（蛤蜊、贻贝和牡蛎）的情况，它们一生当中都在不断地生长。随着壳长得越来越厚，里面的动物得到的保护就越好，寿命也就可能变得越来越长。壳上的生长环代表年龄，就像树干上的年轮一样。最近人们从这些生长环中发现，双壳类动物是地球上最长寿的动物之一，它们可以与弓头鲸和巨龟打平手，甚至打败它们。华盛顿州和不列颠哥伦比亚省的沿海水域中曾经发现过象拔蚌，根据生长环上的记录，它们的寿命最长为169年。欧洲淡水珍珠贻贝寿命则更长，为190年。但它们的祖父是一个从冰岛的沿海水域发现的405年的海洋圆蛤类标本。

亚里士多德是如何得出大型动物比小型动物寿命更长的结论的呢？对此我们无从知晓。他曾在希腊莱斯博斯岛上的泻湖进行过动物学实地研究。在那里他解剖过各种海洋动物。当时他没有显微镜，甚至也没有透镜，也就不可能像现代动物学家那样通过观察鱼类鳞片上的生长环确定鱼类的年龄。也许他观察到小型鱼类物种比大型鱼类物种繁殖的年龄较早。这一趋势的极端例子是最近才在澳大利亚的大堡礁中发现的粗壮的鲸鲨。当它仅为6.35毫米长的时候就开始繁殖后代，两个月后就会死去，而那时其他同等大小的鱼类还只是摇篮中的小鱼苗。更可能的情况是，亚里士多德根据他对于家养动物如狗、山羊和马的了解得出了上述结论。

人们很难获得关于不同野生物种存活时间的可靠数据。直到最近人们才有可能准确地比较许多物种的寿命。一些数据来自动物园，但是这些数据可能会较一般值向上浮动，因为那里的动物受到了保护，无需面对通常在野生环境下发生的危险。该数据也可能较一般值向下浮动，因为动物被关起来以后，生存环境恶劣。此外，大多数动物园提供的样本个体数目很少，使其估计值的准确性降低。最佳的做法是进行实地研究，在较长时间内捕捉、标记、放生，并随后重新捕获大量的动物进行估计。关于各种脊椎动物的良好的数据就已通过这种方式被收集了起来。

人们比较研究了数百种哺乳动物、鸟类和爬行动物，结果表明亚里士多德对于体型大小与寿命的相关性的认识是正确的，但是那只能作为一个宽泛的概括。例如，在哺乳动物中体型更大的物种的平均寿命确实比体型较小的长，但是也有很多偏离一般趋势的例子值得人们注意。有袋动物（负鼠、袋鼠和其亲缘动物）的体型较大，但它们的寿命却比胎盘哺乳动物更短。而另一个极端的例子是灵长类动物，即我们人类所属的哺乳目动物，它们比纲目不同但大小相似的哺乳动物活得更长。蝙蝠也比非哺乳动物，如啮齿动物活得长得多。一般成年伏翼蝙蝠的体重小于 30 克，但据了解，它们能够在野外存活 16 年。家鼠的体重是其体重的 4 倍，寿命却至多只有伏翼蝙蝠的 1/4（4 年）。

啮齿动物中也有例外。裸鼹鼠是一种特殊的生物，它们以家庭为单位住在地下巢穴里，由女王主宰。不能生育的裸鼹鼠工人负责照顾女王。这和蜂巢里蜜蜂的情况一样。裸鼹鼠只有大老鼠般大小，但是它们最长可以活 28 年。对于这么小的啮齿动物来说，这是个令人吃惊的寿命。想想看，比如在孩子 5 岁生日时，你给她买了一只小啮齿动物，如仓鼠，把它当成宠物来养。而后她 30 多岁了，还要照顾这只小仓鼠。这种体验带来的创伤可能会对你的孙辈是否能够出生带来负面的影响。裸鼹鼠的寿命特别惊人，因为啮齿动物并不是一个长寿的群体。最大的啮齿动物是水豚，它的体重可以达到50 千克，但是它们在野外环境下只能生存约 10 年。

相对于体态大小来说，鸟类和蝙蝠一样有着非常长的寿命，它们比同等大小的普通哺乳动物的寿命长约 50%。无论是鸟类还是蝙蝠，会飞的脊椎动物可能活得更长久，因为飞行能够帮助它们逃脱掠食者的攻击。当然，在鸟类之间寿命长短的差异也很大，并且这一差异主要与体态大小有关，不过体态大小并不是全部的原因。火烈鸟和它们的近亲是最长寿的鸟类，其次是鹦鹉、海鸟和信天翁类的鸟类紧随其后。栖息类鸟类，如画眉鸟和麻雀属于雀形目，因为体型小，寿命也较短，这并不奇怪。但是在这组种群中，乌鸦却是个例外，它们的平均寿命为 17 年或 17 年以上。乌鸦因为能够利用工具获取食物而闻名，就它们的智力水平、社会组织能力和长寿的情况而言，它们可被称得上是雀形目中的灵长类。

数十年来从事老年医学研究的专家一直自顾自地只研究人类自己。现在他们对裸鼹鼠、海蛤蜊和其他玛士撒拉长寿动物园的特殊居民越来越感兴趣，想要了解它们能够如此长寿的原因。作为灵长类动物，我们的寿命比一般哺乳动物长。即使是在灵长类动物中，我们人类能够拥有以年为单位计算的寿命，也是非常幸运的，但是一个人到底能够活多久呢？要回答这个问题并不像你想象的那么容易。至少双壳类生物不会编造故事。

如果他的墓碑可信的话，那么托马斯·帕尔（Thomas Parr）就是埋葬在威斯敏斯特修道院内寿命最长的人。人们又叫他"老帕尔"，因为他的寿命很长。据说，他于1635年去世时已经152岁了。和现在的情况类似，在17世纪也有人利用别人的名气为自己谋利。老帕尔一举成名，而后在一年内又销声匿迹了。1635年，帕尔已经目盲无牙了，却引起了第十四伯爵托马斯·霍华德的注意。霍华德伯爵是收集各种古物的收藏家，他用轿子把帕尔从其家乡什罗普郡带走，再坐马车前往伦敦，沿途不断有慕名而来的人群围观。在伦敦帕尔被展出并献给国王。

诗人约翰·泰勒（John Taylor）抓住老帕尔到来的机会，出版了一本传记诗小册子，取名为《很老、很老、很老的人》，没有给读者对小册子的主题留下任何怀疑的空间。泰勒也没有忘记提到一些他的读者肯定爱看的细节，比如老帕尔在105岁时与"美丽的凯瑟琳·密尔顿"偷情。

> 谁的热情至今仍然高涨
> 是老托马斯·帕尔的热情。

即使47年后在伦敦的时候，泰勒也不忘告诉我们，老帕尔仍然保有大部分的身体机能：

> 他会精力充沛地说话、大笑，非常快乐；
>
> 喝啤酒，时不时来杯雪利酒；
>
> 喜欢他人陪伴、进行会心的谈话，
>
> 并且（在两边有人搀扶的情况下）有时还会走
>
> 几步。
>
> ……
>
> 因此（利用我沉闷无力的写作）
>
> 我剖析了这个可怜的老人。

　　老帕尔的结局自然不可能很好，伦敦丰富的生活抑或是城市污染，不足一年就让帕尔一命呜呼了。活着的时候，老帕尔被约翰·泰勒剖析了，他死后则被当时最著名的外科医生约翰·哈维（John Harvey）解剖了。约翰·哈维是血液循环的发现者。

　　谁能抗拒好的故事呢？约翰·泰勒撰写的托马斯·帕尔的传记被多次重印，传记的主人公也成了民间故事中的人物。两个世纪后，一本题为《托马斯·帕尔非凡的生活与时代》的小册子进一步演绎了这个故事。这本小册子声称，刚刚发现了老帕尔最后的遗嘱和誓约，内容包含了他长寿的秘密：一种可以购买的草药混合剂，名为"帕尔的健康、力量、美丽生活的药丸"。这些药丸在1906年仍然在做广告。

17世纪的哲学家对如何延长生命非常感兴趣。法国哲学家勒内·笛卡儿（René Descartes，1597—1650）在41岁时注意到自己的头发开始变得灰白，就突然对延长生命变得非常执着。无论科学和常识如何解释这件事，人类的思想在理解自己的灭亡时都面临着巨大的困难。尽管笛卡儿让自己相信自己应该可以像《旧约》中的长老那样长寿，并让人觉得他完全有意愿这样做，但是笛卡儿还是在53岁时就死于肺炎。一家冷漠的报纸做出评论说："一个声称只要他愿意就能想活多久就活多久的傻瓜已经死了。"

不幸的是，像笛卡儿的那些研究一样，17世纪对长寿感兴趣的自然哲学家所做的研究似乎也没有能够延长他们的生命。弗朗西斯·培根（Francis Bacon）（1561—1626）因提出"知识就是力量"而被世人所知。他写了《生命和死亡的历史——延年益寿》一书，在书中他将长寿者分门别类，就如何仿效他们为自己延年益寿提出了建议。但他自己在65岁的时候就去世了。当时他突发奇想，想看看给宰杀的鸡的体内填满雪是否能让鸡不腐烂。在实验期间他感冒了，之后可能发展成了肺炎，并因此去世了。顺便说一下，培根的想法当然是对的。差不多整整200年以后，克拉伦斯·伯克舍（Clarence Birdseye，1886—1956）就因快速冷冻食品的专利而大赚了一笔。

博学者罗伯特·胡克（Robert Hooke，1635—1703）在他开创性的书中记录了利用显微镜观察到的世界。他在书中画出了观察到的小房间，并为其创造了"细胞"一词。他做出了一个巧妙，也许稍有些缺陷的解释，回答了为什么似乎没有人能够达到《旧约》中记载的极端长寿的年龄。胡克认为亚当（930岁）、玛士撒拉（969岁）甚至是更年轻的亚伯拉罕（175岁）所达到的寿命是由比现在时间要短的年计算出来的，因为自圣经时代以来，地球绕太阳公转的速度就已经因摩擦而减缓，每年的时间也因此都被拉长了。因此，长老们只是看起来寿命更长而已，因为他们的寿命是以较短的年为单位计算出来的。

没有任何在案的记录表明人类能活到152岁，所以我们必须审慎地看待关于老帕尔的传言。不过他与一般人不同，他是唯一一名与富人和名流一同被安葬在威斯敏斯特修道院的乡下农夫，这让他更有些贵族气质，更与众不同。400年前乡下农夫的生活通常是极度困苦的，且这些人都非常短寿。即使在今天，体力劳动者的寿命也比那些具有较高社会地位的人短。不过奇怪的是，已经有许多例子表明，世界上最长寿的人都生活在贫困的农村地区，他们在遥远的地方过着艰难的生活。伊甸园里失去的天堂好像跑到了那里，找到了崎岖山间的香格里拉。在那里岁月已被诚实的劳动和简朴的生活击败了。

不朽的苏斯博士创作了很多儿童书籍，而他为成年人只写了一本名为《你只会老一次》的书。在书中，他比较了生活在一般地区的老年人的状况与生活在他自己想象的香格里拉的老年人的生活状况：

　　　　在那些带有绿色牧场的福达泽山

　　　　每个人都感觉很好

　　　　在一百零三岁时

　　　　因为他们呼吸的空气

　　　　不含钾

　　　　因为他们咀嚼的坚果

　　　　来自塔特－婀－塔特树

　　　　这给他们的牙齿增添了力量

　　　　让他们的头发变长

　　　　那里没有医生

　　　　连保健也没有

　　苏斯博士关于福达泽山的灵感可能来自位于安第斯山脉中的厄瓜多尔的比尔卡班巴山村。该村曾是非常有名的香格里拉，那里的百岁老人（年龄在 110 岁及以上）非常多。格雷斯·哈赛尔（Grace Halsell）是《洛比机：神圣谷的长寿命秘密》一书的作者，她声称自己去过比尔卡班巴村，还请当地居民"带上她"。他们慷慨大方地帮了她很多忙。当地居民曼努埃尔·拉蒙（Manuel Ramon）声称自己 110 岁，可爬山时还像山羊一样敏捷；米凯拉·克萨达（MicaelaQuezada）称自己 104 岁了，却仍保持童贞；加布里埃尔·埃拉索

（Gabriel Erazo）声称到了 132 岁，他仍然和当年 20 岁的他一样性欲旺盛。一时间类似这样的传言让比尔卡班巴村成为医学研究者和其他衰老研究者的麦加圣地。然而到了最后，一开始确信比尔卡班巴村中这些极端长寿传言的文献记录都被发现是言过其实的。老人都没有达到 100 岁——事实上他们的平均年龄是 86 岁。一项针对预期寿命进行的研究比较了比尔卡班巴村与它附近某个城镇的人口寿命，发现两者之间没有差异。结果显示两处人口寿命的平均值比美国低 15%~30%。

在世界各地，如巴基斯坦、中国和阿塞拜疆的偏远地区，一个个假定的香格里拉到最后都被证明它们和原来的香格里拉一样，都是建立在夸张和轻信的基础上的。就在 2010 年，希腊政府发现事实上在 500 位领取养老金的百岁老人中，有 300 位已经死亡了。在美国，登记在册的、寿命超过 110 岁的老人中，去世时能被证明真是百岁老人的人不足 25%。《吉尼斯世界纪录》的编辑经常被叫去判断申请者是不是极度长寿的老人。他曾经写道："没有什么比人类的极端寿命更容易被虚荣、欺骗、虚假和蓄意欺骗所遮蔽了。"

说了这么多杜撰的事情，那么现实是什么呢？写作本书时，已被证实的世界上寿命最长的人是法国的珍妮·卡尔芒（Jeanne Calment）女士。她 1997 年去世时，享年 122 岁 5 个月零 2 周。她出生并生活在法国南部的阿尔勒，13 岁遇到文森特·梵高（Vincent van Gogh）时，梵高正在创作自己一些最著名的作品。已被证实的世界上寿命最长的男性是丹麦裔美国人克里斯蒂安·莫特森（Christian Mortensen），他卒于1998年，享年115岁。他是进入最长寿名单前20名的两名男性之一。

这些最长寿的老人过了105岁以后，大多数就会变得越来越虚弱，但珍妮·卡尔芒是个例外。90岁时她与一名律师签订了一份合同。该律师同意每年支付她一定的费用，为的是在她去世后能够获得购买她房子的优先权。他共付了30年，在77岁时先于珍妮过世了。110岁时，珍妮搬到了养老院，不是因为疾病，而是因为她差点烧了自己的房子。在一个非常寒冷的1月的一天，烧水壶里的水冻成了冰，于是珍妮爬上桌子，想用点燃的蜡烛解冻水壶，结果把绝缘装置点着了。虽然珍妮不愿意搬到养老院去，但是她一定是看到了该事件有趣的一面，因为她的长寿秘诀就是"总是保持你的幽默感。这就是我长寿的秘诀。我想我会笑着去世"。她喜欢长寿给自己带来的名气，喜欢开玩笑，"我的皱纹从来没有超过一个过，因为我就坐在它的上面"。

在健康的长寿者之间很少能找到相似之处，但是有一点似乎是相同的，那就是幽默感。丹·比特纳（Dan Buettner）是《国家地理》杂志的一名记者，他想采访一位名为塞巴斯蒂安的91岁的牧羊人，写一篇关于撒丁岛上老年人健康秘诀的文章。当时采访很艰难，"我走近他，先问了他的年龄，想借此开始采访。结果他带着恶作剧似的微笑回答道：'16

岁。'想着如果我们请他喝一杯的话，或许能够打破僵局。于是我们问他是否想喝点酒。结果他说：'不，我的医生告诉我不要喝酒——喝牛奶就好了"。我想比尔卡班巴村的老人们也会以取笑他们的采访者来博自己一笑吧。

正是这些爱笑的长寿者让我们人类能与其他特殊物种并列在一起。这些特殊的物种寿命比自己的近亲更长，甚至比体型更大的近亲寿命还长。在长寿博物馆中，我们与蝙蝠、火烈鸟、裸鼹鼠、海蛤蜊、弓头鲸以及最新加入到玛士撒拉动物园的成员——洞螈（又称人鱼）一起被陈列在玻璃罩后面。人鱼既不是灵长类动物，也不是鱼类。事实上它体型微小，体重仅 21.26 克，是人们在东欧的洞穴中发现的盲眼蝾螈。一般认为，它的寿命为一个多世纪，高居长寿榜榜首。该纪录尚未被任何其他两栖动物打破，即使是那些体型大小千倍于它的动物也无法超越它。

在这一章中，我用谜题激发你的兴趣，又提供了大量的事实。这里要说的是本章的要旨。首先，奇怪的是 27 亿年来，进化活动似乎对没有多细胞生物或长寿生物的微生物世界相当满意。也许多细胞与长寿生物的出现延迟了这么长的时间，只是反映了在进化过程中要出现任何更大、更复杂的生物将是十分困难的。但同样有可能的是，较短的增代时间带来了巨大的进化优势，给了微生物几乎无与伦比的优势。我们现在仍然在与它们对抗。当多细胞体最终出现的时候，它们体内的细胞就被控制起来，并被分配去完成不同的任务，发挥生长、保护、修复和补救的功能，当然最重要的是生长繁殖。这样的分工使更长的寿命成为可能，但是也要付出代价。至少对动物来说，付出的代价就是由"流氓细胞"引发的癌症风险。它们表现得就像是具有生命的寄生性微生物一样。

乍看上去，大个头似乎和长寿命相辅相成。在癌症风险方面，大型动物比小型动物受到的保护更好，但是体型大小和寿命长短之间的相关性也有很多例外，例如裸鼹鼠和洞螈活得就比它们个头更大的近亲长得多。即使对于人类来说，相对于我们身体的大小，我们的寿命也比预期的要长。在下文中，我会再回到这个谜题接着讨论。我们人类到底能活多长时间一直是寓言故事和奇闻异事中常见的主题。但是可以肯定的现实是令人沮丧的，即无论是老帕尔还是老鹦鹉，我们都将随着年龄的增大而不断地退化。

第3章
数载春秋过
衰老

数载春秋过，天鹅也要死去。

唯独我，受到残酷的永生的熬煎，

而在你手臂环抱中慢慢枯萎。

在这儿，在世界安宁肃穆的边缘，

一个白发苍苍的幻影，像个梦。

艾尔弗雷德·丁尼生爵士

（Alfred, Lord Tennyson），《提托诺斯》

留神你许下的愿望，也许命运真的会回应你的要求，这是古希腊神话中反复出现的主题。神话里有个名为提托诺斯（Tithonus）的凡人，被黎明女神奥罗拉（Aurora）看上。奥萝拉渴求年轻男子的欲望似乎永远无法满足，她还曾经诱惑过提托诺斯的兄弟该尼墨得斯（Ganymedes）。希腊众神似乎拥有凡人所有的弱点，而且这些弱点还被极大地放大了。他们淫乱、爱嫉妒、总争吵、易报复，并且容易做出高风险的事情，这在那些不怕死的人们当中非常典型。他们尤其愿意为了他们挑选的最好的凡人发生争执。众神之神宙斯从奥罗拉那里偷走了该尼墨得斯。作为补偿，黎明女神求宙斯让她剩下的情人提托诺斯获得永生。宙斯同意了她的请求，但是奥罗拉很快就后悔收下了宙斯的这个礼物。因为随着岁月的流逝，提托诺斯开始衰老，他的头发变白了，身体萎缩了，声音变得呜咽、刺耳。

奥罗拉这才意识到她应该要求宙斯给她的爱人以永恒的青春，而不是永生。但一切都太晚了。提托诺斯的命运提醒着人们衰老与寿命的区别。老化，或者更准确地说是衰老，指的是生物机能在一生当中逐渐退化。衰老限制了寿命的长短，因为它逐渐增加了死亡的风险。只有在神话中衰老和死亡才可以脱离彼此而独立存在。诗人艾尔弗雷德·丁尼生爵士想象着，老迈的提托诺斯对自己的爱人哀求，恳求能够解除被诅咒的永生不死的礼物，使他有可能重新成为"有能力死亡的快乐的人"。

如果你想要长寿，那么，你应该希望自己能够健健康康、长长久久地活着，而不仅仅是延长寿命。最好能迅速采取行动，许下愿望，因为衰老开始得比你预想的要早得多。美国智者奥格登·纳什（Ogden Nash）每到一种场合就会作诗一首，他写道：

衰老开始

和中年结束

那一天，你后代的数量

超过了你朋友的数量

不幸的是，这一认识过于乐观了。衰老早在中年之前就已经开始了，可能青春期一过就已经开始了，那时你刚刚能够有能力繁衍后代，并考虑人寿保险的问题。当然如果青少年思考死亡的时间比思考性的时间更多的话，那么他们可能更需要咨询精神病学家而不是财务顾问。

衰老的开始及其在成年期的加速发展通常会通过其对死亡率的影响进行跟踪，一般用百分比来表示，见图2。例如，根据2009年测量的死亡率，一名50岁美国男性在他下一个生日之前死亡的可能性约为0.6%。从图中可以看出，死亡率在出生的时候（新生儿死亡）达到一个峰值，然后就会下降，直到大约15岁都不会再次上升。此后，就所有人类以及大多数动物物种来说，在繁殖能力达到成熟以后，死亡的风险就会随年龄的增加而增加。成年人死亡率随年龄增大而增加的速度就是衰老的指标。

衰老带来的脆弱和疾病具有生理性和个体差异，但是它们对死亡率的总体效应使衰老变成了一种统计现象。衰老研究领域的领军人物是列奥那多·海弗利克（Leonard Hayflick）。他半开玩笑地说："毋庸置疑，现已证明衰老是统计学存在的主要原因之一。"但是如果深入该领域的研究

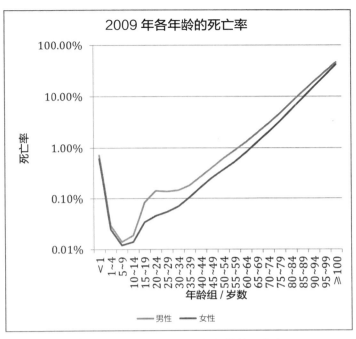

图 2　2009 年美国人口各年龄的死亡率
（以在该年龄死亡的可能性来衡量，数据来自世界卫生组织）

历史，你就会发现这其实离真相并不太远。衰老确实是促进
统计学发展的原因，但是并不是我们可能猜测的那种原因。
如今，死亡率统计学是循证医学中一个重要的工具；例如，
它们能帮助人们确定吸烟与肺癌之间的关系。但是人类最早
进行的死亡率与衰老的研究比这一医用研究早几百年。这些
研究是出于财政目的而非医疗目的。生命是件高风险的事情。
死亡率统计学正是因这一事实才孕育而生。本书将揭示衰老
作为一种统计现象最初是如何被发现、被测量的。

　　教会一直管理着教徒们生活的各个方面，规定什么是允

许做的，什么是不允许做的，包括经济领域。直到启蒙运动时期，这一现象才有所改变。这些规定包括禁止发放高利贷，因为教会认为那是对货币借贷行为收取利息的罪行。今天伊斯兰法律中仍然保留着反对高利贷的规定。在中世纪的欧洲，教义对发放高利贷的行为深恶痛绝，认为该行为与亚里士多德的哲学相悖，是违背自然的行为。利息会随着时间的流逝不断累积，因此赚取利息被视为等同于靠贩卖时间为生。而这恰恰是只应属于上帝的权利。虽然出于一己私利，教会和神职人员经常无视这条教义，但是普通百姓是绝对不能发放高利贷的。因此，那些希望靠钱生财的人就必须找到一个赚钱的方法，让自己远离教会的纠缠。一个可接受的解决方案就是债权人的钱可能有借无还，所以作为补偿，他可以合法地获得收入。因此，如果贷款的收益在某种程度上是不确定的，那么也就可以允许靠借贷赚钱了。

有什么比生命本身更不确定吗？毕竟，我们中又有谁知道自己准确的死亡时间呢？于是人们发明了人寿年金。在人寿年金合同开始生效的时候，你需要一次性支付给年金提供者一笔钱。作为回报，在生命持续期间你每年都会得到一定数目的钱款。对于你来说，年金的价值取决于你最初投入的金额和你的个人寿命。显然，你活的时间越长，收到的总金额就越多，因此提供人寿年金的人会在刚开始的时候调整年金率以确保自己的利益。年金本身就有风险，相当于投资者和提供者之间的赌注，赌的就是个人寿命的长短。如果某人的寿命比预期短，那么年金提供者就赢了；如果比预期长，那么投资者就赢了。对于向许多人发行人寿年金的提供者来说，其净利润取决于是否拥有对相关人口死亡率的准确统计信息。这样的信息以寿命表的形式呈现，数据来源于教会或其他已登记的人口的死亡年龄。死亡率统计学以这种方式呈现正是因为衰老导致的死亡率会随着年龄的增长而增加。如果寿命表中的信息是准确的，并且人寿年金率也被相应地设置，那么年金提供者就像是赌场的所有者一样：一笔可观的纯利润是完全有保障的。

有人应该警告过苏格兰诗人、律师乔治·奥特兰姆（George Outram）（1805—1856），年金是种赌博，并不是板上钉钉、稳赚不赔的事。他曾用常见的苏格兰方言写了一首关于年金的诗，与他人分享自己的痛苦经历。他将年金卖给了一位新近丧夫的寡妇。奥特兰姆的诗共 19 节，诗中充满了哀怨，这里仅举其中 2 节：

> 交易看起来相当公平——
> 她刚刚 63 岁，
> 按照人类的聪明才智，
> 我猜不出她会一生平安。
> 但是几年过去了，几年又过去了
> 在那里，她还是很年轻——
> 这贱女人又年轻起来，

因为她拿到了自己的年金。

……

我看着精心制作的表，

对于保险公司来说，

她活着的几率就写在那里，

近乎完美得明显。

但是这里的表格、那里的表格，

她比预期寿命多活了 10 年，

似乎还会再活 12 年，

只为了她的年金。

奥特兰姆错就错在相信了为人寿保险公司绘制的寿命表，并不是只有个人投资者会犯这样的错误。19 世纪初，英国政府在向投资者发放年金时犯了两个错误，损失了大量的钱财。第一个错误是他们使用了不准确的死亡率数据，高估了死亡率，因此支付年金的时间过长，造成亏损。该误导性数据是由公平保险社的精算师威廉·摩根（William Morgan）为政府提供的。但是同样的错误以前曾让该保险社获利，当时摩根使用这些数据计算了投保人死亡时应支付的人寿保险理赔金。购买该类保险的投保人被敲了竹杠，因为他们的实际死亡风险比该保险社计算的要低，所以保险社的理赔支出低于预期。但是在计算年金的成本时，同样的错误却在相反的方向上导致了灾难性的财政后果。原因当然就正如乔治·奥特兰姆发现的那样，寿命越长，支出的保险理赔就越多，政府也就因此损失了大量的钱财。

英国政府犯的第二个代价昂贵的错误是允许投资者以第三方的寿命领取年金。在这种情况下，如果投资者能够在一般人口中筛选出一些人，且这些人的寿命比政府数据显示的还要长的话，那么他们就能获得更大的利润。诗人威廉·华兹华斯（William Wordsworth）就是利用这种情况进行投资的一个，他住在湖畔地区，能够观察到湖区普通民众寿命的长短：

格拉斯密谷地里，森林旁，
住着一个牧羊人，名叫迈克尔；
人虽老了，性子可刚强，手脚也硬朗。
从少到老，他那一副身子骨永不变，
一直是强健非凡；又俭省，又勤快，
心灵手巧，干什么活计都在行；
在他们牧羊人当中，他也比别人，
遇事更留神，办事更干脆利落。

对于投资者来说，以老年人的寿命为基础发放的年金让他们获利颇为丰厚，因为政府大大低估了老年人的寿命。投资者发现，特别是像苏格兰高地这样拥有对健康有利环境的地区以及在像伦敦贵格会教徒这样的群体中，老年人的寿命会特别长。华兹华斯向 40 位老年男士的年金投资了 4 000 英镑，获利颇丰。

但这个故事的结尾出现了一个讽刺性的转折。直到 2005 年倒闭，公平人寿保险社也就是之前的公平保险社一直以自己悠久的、自认为不凡的发展史为荣，以自己的长盛不衰为卖点。但是它的发展史也警告了人们要警惕错误计算年金率带来的各种危险。几乎没有人在意过这个问题，也很少有人意识到这个问题。公平人寿保险社保证某些保单持有人享受高于该保险社支付能力的年金率，这导致了其最终倒闭。

对于迫切需要现金的基督徒统治者来说，解决教会禁止发放高利贷问题的另一个方案是让犹太人开银行，然后再对他们的利润征税或没收其利润。事实上，银行业是中世纪时期犹太人被允许从事的为数不多的行业之一。但不论是现在还是过去，这个行业并没有受到债务人的欢迎。这也是犹太人不断受到迫害，最终在 1290 年从英国被驱逐出境和在 1492 年从西班牙被驱逐出境的原因之一。1650 年奥利弗·克伦威尔（Oliver Cromwell）容许一些犹太人留在英国生活，这纯粹是出于商业目的。在之后的一个半世纪里，犹太人在社会环境更为宽容的荷兰发展起来，他们陆续进入英国并在商业和金融领域寻求发展。1779 年，一个名叫本杰明·贡佩茨（Benjamin Gompertz）的人就出生在这样的家庭，他家住在伦敦市伯里街 3 号。对于一个注定要变革死亡率研究的人来说，命运给他选择的出生地是再合适不过的了。

本杰明·贡佩茨是一名出色的数学家。他先在家里由父母指导学习，然后自学，因为作为犹太人，他不能进入英国的大学进行学习。到了 19 岁，他已经成为《绅士数学指南》的固定投稿人。等年纪再大一些，他便连续 11 年在该杂志举办的比赛中获胜。贡佩茨在纯数学和天文学领域做出了重要的贡献。作为人寿保险公司的精算师，他把数学技巧引入到日常工作中去，为自己赢得了生存之道和持久的名声。精算师的工作就是分析与各种风险相关的统计数据，然后使用这些统计数据算出为了抵御各种风险，保险公司应该收取的保险费。

人寿保险代表了一种特殊的保险风险，因为在是否有人提出索赔的问题上并不存在不确定性，问题就在于提出索赔的时间。正如英国政府在计算自己付出的成本时发现的那样，如果这一计算出现错误，代价可能是非常昂贵的。在统计信息中关键的一条就是死亡率。如果人类像玻璃瓶一样，每年破损/死亡的风险是个常数，那么就不需要寿命表了。但是人类——实际上，还有大多数动物——都会衰老，这意味着他们的死亡率会随着年龄的增长而增加。问题是，增加多少呢？本杰明·贡佩茨从数学的角度发现了这个问题的答案。因适用范围广，它被称为贡佩茨定律。

寿命表显示了不同年龄的死亡人数。通过研究寿命表，贡佩茨发现大约从 20 岁以后，死亡率会随年龄呈指数增长。

换句话说，死亡率会以恒定的速率翻倍增长。同样的现象也出现在其他物种中，但是速率各不相同。人类的死亡率约每8年翻一倍。狗的死亡率倍增时间（MRDT）约为3年，实验鼠的死亡率倍增时间约为4个月。死亡率倍增时间可被视为衰老的速率。大鼠衰老的速率比狗快得多，而狗又比人快得多。有趣的是，每个物种的衰老速率似乎都大致相同。你可能认为这正是人们能从事实中所预见到的，因为我们在第2章中看到物种各有其独特的寿命。但是如果我们这里再更深入地看一看，这似乎又是矛盾的，因为寿命本就没有什么定数。

让我们看看我们自己这个物种吧。200年前无论你住在哪里，出生时平均预期寿命均不会超过40岁。今天，无论你在哪里，平均预期寿命都高于40岁，即使在最贫穷的国家也是如此。在发达国家，人们的寿命越来越长。事实上，这并不是最近才有的现象。早在1840年，人类寿命就已经开始稳步增长了。从那时起，人类的预期寿命已经以每年增加近3个月的惊人速度增长，相当于每小时增加15分钟。历史上的最高纪录来自瑞典，1840年瑞典女性是平均寿命世界纪录的保持者，不过当时该记录仅为45岁。按照今天的标准，这个寿命就显得很平常了。到了2009年，瑞典女性的预期寿命已经变成了83岁。

男性的平均寿命比女性短，这一两性差距已经从2年扩大至6年左右。在世界各地男女两性的预期寿命都取得了显著的进步，特别是在更富裕的国家。自 1970 年以来，美国预期寿命的增长尤为迅速。而该年度男性的平均死亡年龄为 67 岁，到 2006 年这个数字达到了 75 岁。同期女性的平均寿命则从 75 岁增加到了 81 岁。在英国也出现了非常类似的增长。法国是长寿世界纪录保持者珍妮·卡尔芒的出生地。那里的女性寿命则更长。日本女性的平均预期寿命现在已经超过了 86 岁。上述年龄都是平均值，因此，寿命更长的人数当然也在增加。但在这本书写作的过程中还没有记录在案的挑战者能够撼动珍妮·卡尔芒的长寿桂冠宝座。

预期寿命取得上述显著的提高首先是由于人类在卫生、产科、公共卫生、免疫接种、抗生素和医疗方面取得了进步，进而降低了婴儿的死亡率。这些条件的改善以及生活水平的普遍提高也有助于降低成人的死亡率，其中生活水平的普遍提高尤其改善了老年人的健康状况。在长寿赌注中落后的国家是那些吸烟特别普遍的国家。20 世纪 90 年代苏联解体，这成为人类平静生活中一个无意的、大规模的实验，显示出国家繁荣对平均预期寿命的重要性。经济混乱和失业导致俄罗斯男性的预期寿命急剧下降，每年降低 1 个百分点，到 1994 年仅为 57 岁。这种令人沮丧的变化提醒人们，平均寿命在几个世纪以来取得的增长可能会迅速消失。

所以现在我们得到了一个悖论，那就是如果根据死亡率倍增时间计算出来的衰老速率是个常数，那么预期寿命怎么可能会在 2 个世纪内几乎翻倍呢？对于我们人类自己来说，这个常数是固定值，大约为 8 年。人类寿命的增加是否意味着衰老的速率正在减慢呢？随着寿命的不断增加，衰老能像某种疾病那样逐步被征服吗？虽然亚里士多德并没有我们手中现有的证据，但是他睿智的头脑也让他思考过类似的问题。他在一本论述寿命的书中追问，生命短暂是否只是"不健康"的后果？抑或是寿命本身存在一些固有的限制呢？贡佩茨定律有助于我们回答这个问题并解决关于长寿的悖论。

实际上，贡佩茨定律中有 2 个决定死亡率的变量。一个是死亡率倍增时间，另一个是初始死亡率（IMR），后者会在性成熟时测量得出。初始死亡率也可认为是基线死亡率，因为实际上它在人的一生中都发挥作用，而不是仅在人类刚出生时发挥作用。死亡率倍增时间决定着衰老的速率，而初始死亡率为它设置了起点。当然，初始死亡率越高，通过加倍提高得就越多。要了解这两个量如何共同影响寿命，让我们先来比较两种鸟：田凫和银鸥。它们的衰老速率恰巧相同，但是初始死亡率却差别很大。这两种鸟的死亡率倍增时间都是 6 年，但是田凫的初始死亡率是每年 20%，而银鸥只有田凫的 1/50，即 0.4%。虽然两种鸟衰老的速率相同，但是记录在案的寿命最长的野生田凫只有 16 岁，而寿命最长的银鸥却是 49 岁。由于两种鸟类的衰老速率相同，它们在寿命上的差异一定是由于其非常不同的初始死亡率造成的。请注意，虽然两种鸟的初始死亡率相差 50 倍，但是它们的最长寿命只相差 3 倍（16 年对 49 年）。这是因为相对于初始死亡率，死亡率倍增时间（在这两种鸟中是相同的）的影响力更大。在贡佩茨定律中衰老定律占据了主导的地位。

田凫和银鸥的比较说明，我们不能盲目地认为人类寿命的增加是由衰老的减缓引起的。死亡率倍增时间不论在发达国家还是在发展中国家都相当恒定，而初始死亡率则相差很大，发生了很多变化。因此，事实是虽然人类寿命正在不断增加，但是我们仍在以同样的速率继续衰老下去。听起来这似乎是矛盾的，但是寿命的增加是由初始死亡率的降低带来的，而不是由衰老的减缓引起的。假设我们去除衰老的因素，使死亡率自 20 岁以后便不再增加，那么人类就可以轻松地像玛士撒拉那样长寿了。

实际上，寿命逐渐增加是延迟衰老的结果，而不是衰老减缓的结果。所以我们现在可以回答亚里士多德提出的问题，即寿命是否受一些固有的限制？衰老冷酷无情地告诉我们，除非老化进程本身可以减慢，否则它最终会为生命的长度设置一个统计性的限制。不过，预期寿命的提高也表明，我们还没有到达极限。科学文献中到处可见对人类寿命做出的过于悲观的预言。例如，1928 年路易斯·都柏林（Louis Dublin）利用美国统计数据计算出了人类最理想的预期寿命。该计算的前提是"以目前掌握的知识为基准，假设我们的生理结构没有发生巨大的改进或奇妙的进化。其实我们根本无需做出上述假设，因为它根本不可能发生"。他预测人类最长预期寿命为 64.75 年。不过都柏林当时并不知道，新西兰女性当时的平均预期寿命就已经比他预测的人类最长预期寿命还高了。都柏林和其他人后来多次提高了他们预测出的年龄，每次人类的实际寿命都不可避免地向上增长，突破了原来预计的寿命极限。有人估计，按照目前的趋势，2000 年以后出生在较富裕国家的大多数儿童都可以期望活到 100 岁。

正如你注意到的，衰老是诗歌中常见的主题。诗人亨利·里德（Henry Reed）无意间凑出了一首讽刺诗《查得·惠特罗》，十分清楚地总结并解决了长寿的悖论。该诗写于 1941 年，模仿了 T. S. 艾略特（T. S. Eliot）的风格：

当我们变老，就不再年轻。

四季轮回，今天我五十五岁，

去年今日我五十四岁，

明年今日我将六十二岁。

显然这首模仿诗让 T. S. 艾略特很受用。在《杰·阿尔弗雷德·普鲁佛洛克的情歌》中他同样（故意）做出了听起来很愚蠢的观察："我变老了……我变老了……/ 我将要卷起长裤的裤角。"人类的身躯会随着年龄的增长而萎缩，这就是为什么老人穿了条旧长裤会有人建议他把裤脚卷起来。至于亨利·里德诗中刚过了一个生日就从 55 岁变成了 62 岁，他要表达的是衰老确确实实意味着生物时间随着流逝的岁月加快了脚步，直到到达某一点，变成潜伏在耄耋之年的惊喜。

随着寿命的增长，越来越多的人正在走向他们的第二个世纪，这些在生存前沿的先驱者让我们瞥见了迄今未知的极端高寿的世界。跨越世纪的界限，那一边传来的消息比许多人心中大胆的希望还要好。与饱受衰老带来的虚弱之苦的提托诺斯不同，一些老人年龄虽然越来越大，却有着令人惊讶的良好的健康状态。例如，丹麦的百岁老人中有 1/3 的人身体健康，完全可以独立生活。更不同寻常的是，年龄在 110 岁至 119 岁之间的美国超级百岁老人中有 40% 的人健康情况良好，足以独立生活，或只需要最基本的协助就能够独立生活。如果你恰巧是一只实验室老鼠，且属于寿命非常长的一种老鼠，那么等你非常非常老的时候也会比你更短寿的祖先更健康。原因很简单：健康是到达老年阶段的关键，不管是老鼠还是人类都是如此。但是长寿之地还有另一个真正给人带来惊喜的发现：当你变得真的很老的时候，衰老也停止了。

要估计寿命最长的老年人的死亡率很困难，因为直到最近有资格的人数也极为有限。终于在 2010 年，一项研究累积了超过 600 个真正的超级百岁老人的死亡数据，结果揭示了人们一直怀疑的事情：在这一群体中死亡率停滞不前了。可以肯定的是，这个年龄组的死亡率非常高，每年都有 50% 的人死亡，但是死亡率并不会随着每一年而进一步增加。我想这个结果在超级百岁老人中可能会是个好消息 / 坏消息的笑话："好消息是你们已经不再衰老了，坏消息是你很快就要死了。"从科学的角度来看，这当然是件非常有趣的事情，但是它意味着什么呢？不过可用于研究的超级百岁老人的人数太少了，必须得从其他物种中寻找答案，并从意想不到的方向寻找答案。

在墨西哥南部，距危地马拉的边界线一箭之遥有一家工厂，专门生产一种非同寻常的东西：每周那里会生产 5 亿只地中海果蝇蛹。这是一种损害柑橘类水果的害虫。但是在墨西哥工厂大量繁殖的地中海果蝇却都是解决方案的一部分，而不是问题本身。雌果蝇一生只交配一次，所以要消灭它们，使用的策略就是在受灾地区聚集大量的雄性果蝇。这些雄性果蝇已经在饲养工厂失去了生育能力。只要不育的雄性果蝇数量大于野生的雄性果蝇，那么雌性果蝇就会与不育的雄性果蝇交配，却产生不了后代。墨西哥南部饲养工厂的任务就是防止地中海果蝇向北通过墨西哥向美国扩散，它获得了巨大的成功。在衰老研究中使用该工厂中的地中海果蝇只是个副产品。大量可用的果蝇使该研究成为可能。

进行衰老研究的人员追踪了墨西哥工厂饲养的 120 万只地中海果蝇的命运，这只占每周每天果蝇产量的 1%。但是对于这样的研究，这样的样本数量却是巨大的。与大多数昆虫一样，大多数果蝇成虫的存活时间都很短暂。出生 7 天后，果蝇的日死亡率适中，为 1.2%；2 个星期后，它们的日死亡率几乎会达到 10%。40 天后就剩下 45 000 只老果蝇了，它们的死亡率为每天 12%，但是再往后，死亡率就开始下降了。90 天后，只有 100 只左右的果蝇仍然存活，但是它们的死亡率下降到了每天 5%。再过 82 天以后，最后 1 只果蝇蛹死亡了。这样的结果甚至比后来在人类超级百岁老人研究中的发现更加具有戏剧性。因为果蝇的死亡率不仅仅是停滞不前了，它还发生了逆转——最老的老年果蝇的死亡率实际上竟然随着年龄的增长而下降了。乍看起来，人们可能认为这些研究表明，即使是衰老也最终会向年老屈服，但是这其实还有另一种解释。

果蝇和人类一样，首先死亡的是最脆弱、最不健康的个体。许多因素会对健康造成影响，这可能导致了有些个体注定会长寿，而有些个体注定要早亡。性别就是这些因素中的一个。在人类和许多其他物种中女性的寿命更长，但并不是全部物种都是如此。比如，雄性大鼠的寿命就比雌性大鼠长。不管个体寿命的长短为什么会各不相同，只是存在这样的差异本身就可能产生该物种整体死亡率下降的现象。这之所以发生是因为随着较短寿命群体的消失，更健壮、死亡率更低的个体将成为唯一的幸存者。在这种情况下，是死亡率真的下降了吗？还是较低的死亡率一直存在于一小部分群体中，只是由于短命个体的死亡，它刚刚被人们发现呢？

想象一个类似的情况，有一个浴缸，里面漂着相等数量的蓝色球和黄色球。这两种球都吸水，最终沉到我们看不见的地方。但是蓝色球下沉的速度比黄色球稍快一些。让我们退后一步，看看会发生什么呢？从一个合适的距离看去，蓝色球和黄色球的混合物正融合成绿色球，就像电视屏幕上的像素或报纸照片中的像素一样。然后，当球开始"死去"时，浴缸的表面也改变了颜色。蓝色球下沉的速度比黄色球快，当蓝色球消失在浴缸表面的时候，浴缸的颜色慢慢地从绿色变为了黄色。快到最后时，浴缸的表面都变成了黄色。那么发生了什么呢？浴缸里的东西真的改变颜色，从绿色变成黄色了吗？还是两种球不同的死亡率透露了一些一直都存在的东西呢？一半的球是黄色的，但是我们看不到。这是因为，从种群层面上说，我们只看到了它们的混合物——绿色。

现在让我们忘记球的颜色，只看实验中2种球在浴缸中下沉的速度。如果你更喜欢"死亡"这个词的话，不妨将其表述为"死亡"的速度。因为开始时慢速下沉的球和快速下沉的球混合在了一起，最后只剩下慢速下沉的球，实验快结束时下沉的平均速率就会减慢。我们应该如何解释这一现象呢？一种方式是相信所有的球都是相同的（记住，我们忽略了它们的颜色），这意味着它们在实验过程中必须改变各自特殊的下沉性。另一种方式是相信球并不全都一样，它们的死亡率在实验过程中一直有所不同。

除了罕见的情况以外，生物种群并不由完全相同的个体组成。它们由在各个方面都存在差异的个体组成，这其中有许多都会影响健康水平和死亡率。在这种情况下，任何种群的构成结构都将发生改变，特别是在生命即将结束的时候。这可能给人留下一种印象，即死亡率已经停滞或者甚至开始下降了。更可能的一种解释是种群内部本来就存在死亡风险的隐性差异。这是一个非常令人兴奋的可能性，因为要是我们能找出这些差异，就有可能知道一些个体比其他个体活得更长久的一部分原因。

现在让我们回顾一下我们关于衰老的认识。衰老是生物机能随着年龄的增加而逐渐丧失的过程。有个笑话是这样讲的，年老的大学教授从来不会退休，他们只是逐渐失去了自己的机能[①]。在喜剧《皆大欢喜》中，威廉·莎士比亚借忧郁的旅行者杰奎斯之口，描述了 7 个年龄段中的最后一个阶段，即"再现孩提时代，全然的遗忘，没有牙齿、没有视力、没有味觉，一切都没有了"。衰老的趋势可以通过它对死亡率的影响进行追溯。本杰明·贡佩茨发现，人类一旦已经达到性成熟阶段，死亡率就会呈指数倍增加，其独特的倍增时间大约是 8 年。虽然在过去 200 年间，最富有的国家的预期寿命大约翻了一番，但是死亡率倍增时间却没有下降。存在这一矛盾的原因是衰老并没有减少，它只是被向后推迟了。我们不知道未来人类的预期寿命会如何进一步提高，但是我们可以说这种增长不可能以消除衰老为代价。在极端年老的情况下衰老确实停止了，但是到那时每年的死亡率将会非常高，所以剩下的额外时间也就非常少了。

在非常老的时候，衰老会渐渐停止，这可能是因为死亡带走了那些最脆弱的个体，留下了那些一生中比一般个体更

---

① 英语中 faculties 既可以指"全体教职员工"，也可以指"身体机能"。

健康的个体。年老时这样好的健康水平能被遗传吗？在过去20年里遗传学的进展非常迅速，我们现在就可以直接看到个体的遗传差异。关于衰老，这些差异又会告诉我们什么呢？

第 4 章

永恒的存在
遗传

多年遗传的特点可以

化在曲线、声音、眼睛上

藐视人生的长短

延续下去——这是我

人类永恒的存在

不在意死亡的召唤

托马斯·哈代（*Thomas Hardy*），《遗传》

19 世纪的美国医师兼作家奥利弗·温德尔·福尔摩斯（Oliver Wendell Homels）在他所处的时代因谈话式随笔受到人们的欢迎，其文章读来就好像读者与作者在共进早餐、一起聊天。他在《早餐桌上》与读者建立了非常私人的关系，读者们经常给他写信，寻求他的建议。为此，福尔摩斯在 80 岁时出版了一本名为《茶杯小谈》的书，专门回复这些读者的来函。他似乎暗示人们，生命只是早餐和茶歇之间的一个插曲。福尔摩斯被问及他是如何做到长寿的以及他的读者们如何也能同样长寿。即使在今天，80岁也超过了美国男性的平均预期寿命，所以回到1889年，活到福尔摩斯喜欢称为的"3个20年外加1个20年"，真的是了不起的成就。

"我的长寿秘诀之一可能会吓到你，"他写道，"那就是：罹患某种致命的疾病。让六七个医生摆布你，以各种可能的方式为你做检查，判定你身体有恙；医生们不知道那是什么疾病，但是它肯定会慢慢要了你的命。"福尔摩斯接着建议，然后你要过上病快快的日子，像对待婴儿那样，呵护你身体上致命的疾病，这样你就可能会活到80岁。如果你成功了，你就会发现你的大多数朋友都去世了，而在你担心自己身体健康的时候，日子已经慢慢地流逝了。所以福尔摩斯建议你采取预防措施，"出生前几年……就登广告找一对夫妇双方都来自长寿家庭的人做你的父母。"

长寿似乎可以在家族中遗传，但是能遗传多少呢？为什么呢？奥利弗·温德尔·福尔摩斯的儿子，小奥利弗·温德尔·福尔摩斯似乎严格听从了他父亲的意见——如果这不是他父亲的愿望的话。从明智地选择长寿的父母开始，小福尔摩斯的生活就过得很充实。美国内战爆发后，他中断了大学的学习，志愿参加了联邦军。尽管受了3次伤，但他还是在战争中幸存了下来并最终成为最高法院的陪审法官，在那里服务到了90岁。我觉得自己与这个故事有个小小的个人关系，因为我父亲是一名律师，他给我起了温尔德这个中间名以纪念这位法官。

我也选了个好父亲，因为在写作本书时他已经98岁了，属于年老身体健康型老人。他孩提时得过白喉，但是活了下来。那是一种常见的致命性细菌疾病，直到在20世纪20年代中期人们开始广泛接种疫苗该病才得到控制。后来，在第二次世界大战期间，他躲过了鱼雷的攻击和沉船事故。显然，他活到天年也有几分运气在里面。此外，我父亲坚持说他能长寿也得益于自己的游泳能力。现在，他仍然每周游泳3次，不过现在不戴海军发给他的钢盔了。

对于幸运的幸存者来说，基因在到达健康的老年阶段过程中起到了什么样的作用呢？许多研究想要回答这个问题，于是它们比较了长寿者的寿命、健康水平，当然还有脱氧核糖核酸（DNA）。一个大致正确的估计是，在个体寿命长短这个问题上，基因占各个变量的25%~35%。该数字适用于小鼠、线虫蠕虫（衰老研究人员的最爱）和人类。

在各个个体中，几乎所有重要的特征都会受到基因和环境的影响，因此要区分两者的影响十分困难，或者说有时是颇有争议的。我们知道基因让生物具有长寿的潜力，但这并不是个绝对的限制。在过去的200年里，由于人类在公共卫生、医学和经济繁荣方面取得的进步，人类的预期寿命已经翻了一番。仅仅看到这一事实就证明了上述一点。在动物中也是如此，环境因素可以大大地影响寿命。在工蜂的照料下，女蜂王可以存活、繁衍后代数年，而与她基因相同、负责照顾她的工蜂姐妹却只能活几个月。女蜂王/王后和工蜂基因相同，但命运不同。这在早期发展阶段就已经被决定了。照料幼蜂的工蜂给挑选出来的幼蜂喂食蜂王浆。蜂王浆是富含蛋白质的纯分泌物。这些幼蜂会长成女蜂王。在发育晚期只被喂食少量蜂王浆的幼蜂会长成工蜂。不用说，出售蜂王浆的互联网商家以其假定的抗衰老功效为卖点，但是他们却忘了告诉你，你必须是某个特定年龄的蜜蜂幼蜂才能够从蜂王浆中受益。他们也不会发出健康警告，提示说小剂量食用蜂王浆可能会让食用者变成工蜂。

对于人类来说，为了估计遗传基因对寿命等某些特征、性状的贡献作用，人们对比了同卵双胞胎在寿命上存在的差异以及非同卵兄弟姐妹之间寿命上的差异。同卵双胞胎源于单个被受精的卵，即受精卵。他们由受精卵在超早期发展阶段分裂而来。他们被更准确地称为单卵孪生（MZ），因为即使基因相同，单卵孪生子在其他任何方面也并不是真正的完全相同。

双胞胎通常在同一个家庭长大，所以他们有相同的成长环境并共享同样的基因。这使得弄清楚单卵孪生子具有的相似性到底是由什么导致的变得十分棘手。是由环境导致的，还是基因导致的，抑或是两者综合作用的结果呢？幸运的是，有一个解决问题的方法，那就是比较单卵孪生子与二卵双生子（DZ）。虽然他们像单卵孪生子那样同时出生并通常一起长大，但是二卵双生子在基因上并不相同。对双胞胎进行的研究说明，基因对衰老和寿命的影响并不像数值上所谓的"上限为35%"听起来那么的整齐、明了。例如，如果你的单卵孪生兄弟或姐妹被诊断出患有阿尔茨海默病，那么您被诊断出患有该病的概率将是同等情况下的二卵双生兄弟或姐妹被诊断出该病概率的2~3倍。虽然研究观察表明，阿尔茨海默病的患病风险受基因的影响极大，但是对于单卵孪生子来说，两人该病的发病年龄可以间隔许多年，有些人可以完全不得该疾病。这表明非基因因素的影响也很重要。但是有个例外，即一种罕见的阿尔茨海默病（占总发病病例的5%），被称为早发型家族性阿尔茨海默病。只要特异性遗传缺陷存在，它总是会导致患者在60岁以前就会患有该疾病。

如果我们是穿着实验工作服的实验室大鼠，想要把人类作为老化研究的模型，那么智人就是极好的实验对象，特别是那些生活在北欧国家的个体。那里的人们健康水平高，健康记录也保存良好，有从1870年至1910年间在丹麦、芬兰和瑞典出生的几乎所有双胞胎的样本记录。它们被用来研究家族病史对20 502人死亡年龄的影响。对于在60岁之前死亡的双胞胎个体来说，幸存者的寿命与逝者的寿命没有任何相关性，无论是单卵孪生子还是二卵双生子都是如此。换言之，共享的基因对于60岁之前的死亡并没有产生什么影响。60岁前，环境因素对寿命的影响最为显著。然而，60岁以后，双胞胎的死亡年龄就出现了相关性，这揭示出共享基因的效应会随着年龄的增长而增强。同样的一般模式对于男性和女性都是适用的，只不过女性的平均寿命比男性更长。

请回顾第 3 章的内容，对于人类和其他物种种群来说，衰老的速率在非常年老的阶段就会减缓。产生这种模式可能是因为种群人口实际上是由多个以不同速率衰老的群体组成的。北欧双胞胎的研究也佐证了这一想法，因为它也表明有些人能到达较老的年龄，因为他们的基因与其他人不同。那么有利于长寿的基因也会在年轻的时候发挥作用吗？在北欧进行的研究显示，低于 60 岁时，遗传几乎对寿命没有影响。因此这一结果对上述问题给出的答案应该是否定的。但是基因的这种作用可能很容易就被隐藏起来了，因为低于 60 岁时，各种原因导致的死亡率都很低。要找到答案有一种方法，即比较两组中年子女的健康水平。其中一组其父母已活到 90 岁及以上，另一组其父母在 90 岁前就已经死亡。对百岁老人和超百岁老人的中年子女展开的这类研究确实显示他们比一般人更健康。但这可能只是因为他们在孩童时期被父母要求保持让他们的父母能够长寿的健康的生活方式。它可能与遗传并无关系。在荷兰莱顿的研究找到了一种方法来验证这一说法。

莱顿长寿研究追踪了有两个或更多的兄弟姐妹已活到 90 岁的家庭，并且比较了其死亡率、健康状况和其中年子女的健康状况。对照组是随机选择的 90 岁以上的长寿者和他们的中年子女。家里有一位成员能活到 90 多岁可能只是靠运气，但是家中两个或更多的兄弟姐妹都已经拥有了这样的高寿，要说没有长寿基因的帮助，光靠运气，那么可能性就小得多了。所以它证明了基因起到的作用，因为自己和兄弟姐妹都能活到 90 多岁的老人的死亡率比随机选择的 90 多岁的老人的死亡率低 40%。这也支持如下假设，即基因会使同一家庭的兄弟姐妹都有长寿的倾向。不仅如此，他们的父母和子女的死亡率也比一般人群低。

接下来，研究比较了父母在遗传上占优的子女的健康水平和其子女配偶的健康水平，为的是要明确遗传来的健康是否在其子女中年时期就表现得很明显。这项比较研究背后的逻辑是夫妻双方的生活方式和环境相同，但是两个人不会都来自长寿的家庭，除非是非常罕见的情况。所以，如果说家里有 90 多岁的家人代表着遗传了良好健康的基因的话，那么这也应该出现在这样的比较研究中。子女和配偶之间的差异相对较少，但是在 90 多岁老人的中年子女身上的确显示出了预期的效果，他们身体的健康状态更好，患有心脏病、高血压和糖尿病的风险较低。其他研究也有类似的结论：特别长寿的人往往会集中在某些家庭中，其成员在一生中享有比平均水平更好的健康状态。

这些研究告诉我们，有些基因一定与人类寿命密切相关，让人类能活到 90 岁或 90 岁以上。虽然环境和运气很重要，但是长寿不仅仅是由于运气好或环境有利。那么，什么是长寿基因呢？这个问题正是当下老年医学研究的重点，因为基因就像开关一样，至少在理论上可以从较不理想的状态转为更理想的状态，让那些不够幸运、不具有长寿基因的人享受到健康和长寿带来的益处。但是在可以正确扳动开关之前，你必须在遗传回路的迷宫中找到这个开关。

第一个长寿基因是在小型线虫中发现的，该基因的名字比它的身体长30倍：秀丽隐杆线虫。这个微小的生物只有0.8毫米长，是老年医学的所罗门·格兰迪（Solomon Grundy）。它们的生命就像童谣里的人物所罗门·格兰迪那样短暂。"星期一诞生，星期二受洗，星期三结婚，星期四生病，星期五病情恶化，星期六死亡，星期天埋葬。"我们对野生环境中线虫的生态学的了解几乎和所罗门·格兰迪短暂的一生一样非常有限。这种线虫生活在土壤中，靠细菌为生，不过人类尚不知晓它们喜欢哪种细菌。它们大多是雌雄同体，大多数线虫同时具有雌性器官和雄性器官。如果食物稀缺或环境中该线虫数量过剩，那么幼虫就会进入发展受阻的阶段，称为"耐受期"（dauer，德语，意为"忍受"）。就像植物的种子一样，进入耐受期的线虫具有良好的分散性和耐久性。人们发现，耐受期的线虫附着在生活在土壤中的小型无脊椎动物身上，如蜗牛、蛞蝓、螨和千足虫。就是这样。等周一《蠕虫繁殖公报》中发布所罗门·格兰迪的讣告时，也没有什么别的要说的了——除非你对它的遗传学知识感兴趣，否则就是这些了。关于它的遗传学知识，人们有大量的文献可查。

一般情况下，秀丽隐杆线虫在土壤中的寿命只有几天。

星期一出生的一只雌雄同体的线虫不需要寻找伴侣、求偶或是照顾它的家庭。它是单亲父母，所罗门·格兰迪结婚当日（星期三）就育有几百个后代。但是线虫在实验室环境下的培养板上活得时间则更长。在这种受保护的环境里它们可以活 3 个星期，并在实验中进行繁殖。在 20 世纪 80 年代进行的突变型线虫的繁殖实验中，人们想办法成功地使它们的寿命得到了显著的提高，该实验显示出遗传的作用和与生命长度有关的基因的存在。

第一个长寿基因由加利福尼亚大学河滨分校的汤姆·约翰逊（Tom Johnson）和大卫·弗里德曼（David Friedman）发现。他们称该基因为 age-1。拥有该基因的线虫的平均寿命提高了 65% 之多。这主要是由于衰老速率变低了（死亡率倍增时间增加了）。基因 age-1 出现在 3 个不同的长寿突变体中，约翰逊提出这是能让线虫长寿的唯一的基因，但是故事很快就变得更加复杂了。

随着实验室中被俘获的线虫不断老化，它们通常都会消失在快速倍增的不知名的后代里，但是另一位研究秀丽隐杆线虫衰老的遗传学领域的顶尖科学家辛西娅·凯尼恩（Cynthia Kenyon）却描述了 20 世纪 80 年代初她第一次看到一只老年线虫时的情况：

我在培养皿里留下了几乎不育的突变型线虫，
并把培养皿放在孵化器里几个星期。然后我再观察它们。由于它们的后代非常少，所以仍然很容易就能找到原来的线虫。令我惊讶的是，它们看起来变老了。线虫变老的事实真的让我很惊讶。我坐在那里，有点替它们感到难过，然后我就想知道是否有控制老化的基因，又该如何发现这些基因呢？

就像在科学界经常发生的那样，一次偶然的观察和其引起的好奇心导致了新的发现。当凯尼恩和她的团队开始筛选特别长寿的秀丽隐杆突变型线虫时，他们很快就遇到了一个daf-2基因突变的品系，其寿命是一般线虫的2倍多。长期以来，人们认为这个基因影响了线虫耐受期的形成。该影响发生在青少年发育期间。但是现在看来，这个基因似乎也影响了成年线虫耐受力的强度。接着她的团队发现了另一个被称为daf-16的基因，它也参与了线虫耐受期的形成，也对延长寿命产生了影响。在正常、未突变的状态下，daf-2会抑制daf-16让其保持关闭状态，此时线虫具有正常的寿命。daf-2基因发生突变时，就丧失了对daf-16的影响，后者将会被启动，线虫的生命也因此得到了延长。研究人员后来发现，age-1也会通过影响daf-16进而影响寿命。

基因会协同发挥作用，而不是单独地发挥作用。就像在房间角落里的电灯开关是整个电路的一部分，只有在与电源和灯泡连接在一起的时候才会起作用。同样，控制寿命的基因也必须与某些触发改变的机制相连，才能将寿命从正常长度切换到双倍于正常寿命的状态。找到第一个开关非常重要，因为它证明了肯定存在延长寿命的机制。在那之前，生物学家就像一直住在永久黑暗的房间里，无法想象光明的存在或想象一个可以操纵寿命的开关的存在。人们普遍认为，生物体只是被耗尽了。因此发现了开启延长寿命的遗传开关可以说具有极大的启发作用。

一旦找到了开关，接下来最大的问题就是开关控制的是什么机制。虽然把基因想象成开关有益于理解，但是基因其实并不像开关那样简单。就像电路中的电源开关一样，基因也处于通路中，也能连接或切断通路。不过生物化学通路中的链接是由分子形成的，并不是由传导电流的导线构成的。那些分子由基因直接或间接地产生，所以看到基因的脱氧核糖核酸序列就可以知道哪个分子是由它产生的。因此，虽然观察电源开关的构造几乎不能让你了解它所控制的电路，但是观察某个基因的脱氧核糖核酸序列却可以告诉你很多事情。所以当 daf-2 基因在 1997 年被解码时，还有另外一个惊喜在等待着人们。

研究人员将 daf-2 基因的脱氧核糖核酸序列确定为一组开关，由线虫版本的胰岛素触发。人们在随后进行的研究中很快发现，等效胰岛素信号通路（胰岛素→daf-2→daf-16）也存在于酵母、水果和小鼠中，抑制 daf-2 基因也能够延长这些物种的寿命。进化显然在 10 亿年的时间里产生了一个通往更长寿命的路径，并在真核生物中一直保留了这一通路直至今天。保留这一通路一定意味着它具有重要的功能，但是那会是什么功能呢？它的主要功能不可能只是为了延长寿命，因为如果这总是有利的话，那么具有更长寿命的天然存在的 daf-2 突变体将会成为常态。

每个患有糖尿病的人都熟悉胰岛素及其在调节血液中葡萄糖（血糖）水平过程中发挥的作用。葡萄糖是给细胞提供动力的循环燃料，但是就像你车里的燃料溢出发动机一样，血液中葡萄糖的浓度过高是危险的。Ⅰ型糖尿病是由胰腺产生的胰岛素不足引起的，其常规治疗方法是定期注射胰岛素来降低血糖水平。Ⅱ型糖尿病是由于摄取葡萄糖的细胞（如脂肪细胞、肌肉细胞和肝细胞）对胰岛素不敏感引起的。胰岛素通常触发这些细胞摄取葡萄糖。Ⅱ型糖尿病通常与肥胖有关，并且通常可以通过增加运动和改变饮食来改善，但有少数Ⅱ型糖尿病患者是因为一般由胰岛素激活的基因发生了突变引发的疾病。这种胰岛素受体基因就是人类版本的daf-2。尽管 10 亿年的进化让线虫和哺乳动物彼此区分开来，让它们与共同的祖先也大不相同，但是线虫从共同祖先那里获得的 daf-2 的一部分功能的遗传密码与人类胰岛素受体基因的对应部分有 70% 的相似性，只不过基因的功能已经发生了改变。

胰岛素在秀丽隐杆线虫中引导通路的功能为我们了解它在动物中起到的更普遍作用提供了重要的线索。在自然、未突变的"野生型"状态下，胰岛素引导通路决定了幼虫的发展是遵循从小幼虫经过几个中间阶段进入成年线虫的直接路线，还是将进入耐受期的受阻发展阶段。处于耐受期的线虫不能进食，但是它们却可以持续存活很长时间，然后才能恢复发展成为成年线虫。线虫通过其首尾感觉器官获知食物短缺和种群拥挤的情况，继而启动耐受期。事实上，感觉有缺陷的突变体线虫具有更长的寿命，更倾向于进入耐受期。因此它说明感觉器官起到了作用。

因此，胰岛素在秀丽隐杆线虫中引导通路的功能就是利用关于环境条件的感觉信息以最有利的路线将其发展传递下去。在良好的条件下，食物丰富，线虫就会繁殖，并在繁殖不久后死亡。但是在恶劣条件下，它们就会进入耐受期，默默等待，直到条件改善。如果诱导耐受期出现的基因也发生突变，也许碰巧会延长线虫成虫的寿命。这究竟是怎么发生的尚不可知。但是影响胰岛素引导通路的突变在酵母、蠕虫、苍蝇和小鼠身上都具有类似的、延长寿命的效果。所有这些个体的突变体都得到了更好的保护，能够更好地防范包括癌症在内的一系列老化的危险。

胰岛素引导通路延长了各种各样的物种的生命，但它也是引发糖尿病的根源，从而威胁人类的生命。这是矛盾的。人们还没有正确地理解为什么应该是这样，但是可能的解释是，胰岛素引导水平存在最佳值，并且在不同物种之间，甚至不同的组织之间该最佳水平各有不同。每个有机体的每个基因都有两个副本，分别从亲本种那里继承而来（包括自体受精的、雌雄同体的生物，如秀丽隐杆线虫，它的父母合二为一）。在秀丽隐杆线虫中，其中 1 个 daf–2 基因的副本发生突变就能延长寿命。但是如果 2 个副本都发生突变，其结果将是致命的。此外，在哺乳动物中胰岛素引导通路更为复杂，因为它还涉及由胰岛素或胰岛素样激素触发的其他基因，而不只是在线虫和苍蝇中发现的那一种基因。这些基因中的一个由一种被称为胰岛素样生长因子 1（IGF–1）的激素触发。如果由 IGF–1 控制的 2 个基因副本中的 1 个发生突变，失去活力，那么这种突变与人类和小鼠更长的寿命就有关系。这一观察表明，与激素调节营养（葡萄糖）和生长有关的基因可以延长所有物种的寿命，包括我们人类自己在内。

还有一个基因能够对可用的营养素和能量做出反应，它在调节寿命方面似乎具有普遍的重要意义。它能产生被称为 TOR 的蛋白质。TOR 的意思为"雷帕霉素靶标"。它是怎么有了这样一个奇怪的名字的呢？这背后的故事揭示了其进化史。雷帕霉素是一种由细菌产生的抗真菌化合物，是人们在地球上有人类居住的最遥远的岛屿——复活岛（Rapa Nui，也称为 Easter Island）上的土壤样品中发现的。雷帕霉素是微生物界相互对抗时使用的一种化学武器。它们在反方向上发挥作用的一个例子就是抗生素青霉素。它是由真菌产生的抗菌性化合物。在微型世界的战争中，细菌和真菌经常使用化合物完全精准地针对敌人的重要功能进行攻击。所以当雷帕霉素被加入到属于一种真菌的酵母的实验培养物中的时候，大多数细胞都中毒了。这并没有出乎人们的意料。令人惊讶的是，几个细胞竟然没有受到影响。这些能够阻抗雷帕霉素毒素的酵母细胞都携带了突变的基因，该基因原来能产生雷帕霉素靶标。这种基因后来被证明是在执行一个重要的功能，这不仅仅发生在单细胞生物体上，如细菌和酵母，而且也发生在所有多细胞生物体中，包括植物、蠕虫、小鸡和哺乳动物。

有了后见之明，我们可以看到，尽管这种蛋白质的发现史很奇怪，但是雷帕霉素靶标可能是至关重要的，因为它是微生物战争中的目标。在这种战争中针对重要目标的武器也是自然选择的结果。我们也可以看到，多细胞生物体中也可能存在这一物质，因为执行重要功能的途径已经通过进化过程得以保留。但是，雷帕霉素靶标基因具有哪些重要的、普遍的功能呢？答案是它能针对是否可获得原料（如氨基酸）和信号分子是否存在（如IGF-1）做出反应，控制了细胞大小的生长。

因此，雷帕霉素靶标是参与控制细胞生长和细胞维持，保持两者之间平衡的另一个重要的基因。和胰岛素引导通路一样，它可以被操纵进而改变一般实验室内所有研究对象的寿命——酵母、蠕虫、苍蝇和小鼠。实验性地向600天龄的小鼠喂食雷帕霉素，会使它们的寿命增加约10%。对于人类来说，该数字相当于将一名50岁老人的预期寿命增加了5年。通过影响雷帕霉素靶标，雷帕霉素似乎能够扭转老化带来的某些有害的效应。迄今为止，最清楚的证据来自对儿童早衰症患者的细胞进行的实验。实验细胞取自患有非常罕见的遗传病症的患者。该病被称为哈钦森－吉福早年衰老综合征，或仅简称为儿童早衰症。

儿童早衰症是一种疾病，400 万新生儿中大约仅有 1 例，它仅由一个特定基因的突变引起。患病的婴儿出生时看似正常，但接着会出现生长和发育延缓的现象，表现为脱发、皮肤出现皱纹和动脉硬化（动脉粥样硬化）。这些通常是 60 多岁的人才会出现的症状。患有早衰症的儿童通常只能活到 13 岁，常常死于心脏病或中风。尽管与衰老有明显的相似之处，但是儿童早衰症不仅仅是正常老化过程的加速表现。第一，儿童早衰症是由单个基因突变引起的，而正常的老化与数百个不同的基因都有关系。然而，人们已经发现，雷帕霉素可以逆转取自早衰儿细胞中的缺陷。这一发现给人们带来了希望，不仅是对治疗这种可怕疾病本身的希望，而且也许带来了改善细胞正常老化引起的某些影响的希望。遗憾的是，雷帕霉素本身不适合作为抗衰老药物使用，因为它会抑制免疫系统。实际上正因为此，它被用于器官移植上。

通过实验室中的实验，现在人们已经知道有许多基因会影响寿命。虽然这些成果具有一定意义（如果有意义的话），但是对于人类来说却经常是不明朗的。对于人类来说，载脂蛋白 E（APOE）似乎是一个具有显著效应的基因。这个基因对于身体处理低密度胆固醇和脂肪起到了关键的作用。它至少有 7 种变体或等位基因，对于与年龄相关的各种疾病以及寿命具有不同的作用。在具有欧洲血统的人群中，3 个常见的载脂蛋白 E 的等位基因是 ε-2（ε2）、ε3 和 ε4。随着年龄的增大，比起那些携带其他等位基因的人，携带 2 个 ε4 副本的人患有心脏病（心血管疾病）并死亡的风险更高。不过，携带 ε3/ε4 等位基因组合的人不太容易罹患癌症，这抵消了他们因心脏病发作而死亡的额外的风险。

幸运的是，像老奥利弗·温德尔·福尔摩斯所建议的那样，选择长寿的父母可以赋予你长寿的基因，但这并不是延长生命的唯一途径。本杰明·富兰克林（Benjamin Franklin）（1706—1790）推荐了一个更为实用的解决方案：少吃。这个建议是基于艾维瑟·科纳罗（Alvise Coenaro）（也叫路易吉）（Luigi）的个人经历。他是 16 世纪意大利的一位企业家，早年就已家缠万贯，他把自己的财富用在自我放纵上。35 岁时，毫无疑问他变得肥胖，肯定表现出了今天 II 型糖尿病的症状。他被医生告知，如果不从根本上改变生活方式，那么他肯定活不过 1 年。路易吉立刻改变了他的饮食和饮酒习惯，把永不吃饱作为指导原则，总是在满足自己食欲之前就离开餐桌。在他后来写的一本名为《论朴素生活》的小册子里，他倡导人们采用这种生活方式。科纳罗自称一改变生活方式，他就立即开始感觉好多了。不到 1 年他就完全康复了，达到了健康的巅峰状态。每天他的主要食物是一种低热量的汤外加 2 杯葡萄酒。该汤就是今天意大利菜系中的浓汤。这种饮食模式每天大约给他提供1 500~1 700卡路里的热量（在营养学界，仍用卡［路里］作为热量单位，1卡≈4焦），大大低于现在建议的、适当饮食应提供的2 000卡路里的热量。以现在的观点看，我们认为路易吉·科纳罗践行的就是生物学家所描述的膳食限制（DR），摄入的饮食刚刚高于营养不良的饮食水平。

科纳罗活到83岁，是他所处的时代任何地方的平均寿命预期的2倍多。他的书被翻译成几种语言，最终横跨大西洋，于1793年在美国出版。书中还附有本杰明·富兰克林写的一篇关于身体健康的文章以及乔治·华盛顿（George Washington）总统写的推介。虽然他比我们中的许多人更有毅力，但是他并不是发现少吃会带来健康益处的第一人，毕竟他只是听从自己医生的命令。但是他当然成为朴素生活的现实榜样。这种饮食显然治愈了科纳罗的糖尿病并肯定会大大降低他血液中糖和胰岛素的水平。

今天有些人也在效仿路易吉，以同样坚定的决心限制自己的饮食，其中有些人也成为了研究对象。但与节食只是为了避免超重不同，极端热量饮食限制是否能够延长人类的寿命仍尚未得出定论。极端热量限制也有副作用。进行极端热量限制的人总会感觉冷、感觉缺乏能量、性欲低。这是可以理解的。这些症状与耐受期线虫的状态有着不可思议的相似性。就我个人而言，我赞成伍迪·艾伦的说法。他说："如果你放弃所有使你想要活到100岁的东西，你就可以活到

100岁。"值得注意的是，在老年病学家进行的实验中，热量饮食限制确实大大延长了实验人员最喜欢的模型物种的寿命，从酵母到线虫，到果蝇，再到实验室大鼠。但是针对猴子进行的 2 项不同的研究却产生了相互矛盾的结果。现在我们还不清楚哪个与饮食限制有关的遗传通路会延长生物体的寿命，而且这些通路似乎也会随着物种的改变而改变。即便如此，通常的猜想对象常常也被作为最终的目标：胰岛素和胰岛素样的传导。

我现在想要唤起我体内的温德尔，做一个自我版本的福尔摩斯式的建议。老奥利弗·温德尔·福尔摩斯在他位于波士顿灯塔街的时尚的家里喝着茶。当他建议所有希望活到 80 岁的人都应该"登广告，找到双方都来自长寿家庭的父母"时，他仍然沉迷于过于低调的幻想中。如果父母双方都属于针叶树的家族，那么你就可以活到 4 000 年以上。植物是长寿命的终极代表，如加州著名的松果松。事实上，人们可能不禁要问：它们到底会不会衰老呢？

第5章

葱郁年华

植物

通过绿色导火索催开花朵的力量

催开我绿色年华；炸毁树根的力量

是我的毁灭者。

而我哑然告知弯曲的玫瑰

我的青春同样被冬天的高烧压弯。

迪伦·托马斯（*Dylan Thomas*）（*1934* 年）

在诗中，迪伦·托马斯试图通过组合甚至碰撞各种诗歌主题的图像，显示主题之间的关系。在写给另一位诗人的信中，他写道："用你的文字和图像展示你的肉体如何覆盖树木以及树木的血肉如何覆盖你。"科学也寻求大自然的潜在统一，但是它对万物的差异也保持警觉。遥远的山谷成为人类长寿的天堂，这只有在小说家的想象力中和疯狂渴望健康的希冀中存在，但是人类幻想的香格里拉却是植物的现实生活。正在寻找长寿树木的植物学家都可以跋涉到加利福尼亚州的白山，向古老树丛里名为玛士撒拉和派楚阿克的两棵狐尾松致敬。20世纪中叶，人们将现存最古老的狐尾松的树干去核，计数它的年轮。当时它已高达4 789岁。在内华达州人们还发现了另一棵更古老的狐尾松。一名迫切想知道结果的学生把用来计数它年龄的去核器弄破了，人们把这棵树砍下来才拿到去核器。

北美洲最古老的树木大多都是西部树种，但是也有一个明显的例外。一棵北美香柏在一般森林中悄悄地生长，它的寿命比较短，经过80个夏天就会成熟。但是用绳索从加拿大安大略省的尼亚加拉悬崖滑下来，就会在那里看到许多北美香柏的多节标本。年轮显示它们有的已经存活了1 800年。当北美香柏长在高耸的岩石缝隙中时，它会遭受到严峻的干旱，周围供其生长的土壤稀少，养分供给十分有限。冰崩和岩崩就像一个无情的盆景师傅，切断了它们的根系和树枝。香柏的时间慢得几乎停止了。在几乎赤裸裸的悬崖面上，它摇摇欲坠地抓住岩石，抓住生命。狂风在它周围嚎叫，好像鬼魅般耳语着路易吉·科纳罗的座右铭："少吃，长命。"

从表面上看，生长缓慢与长寿之间肯定存在着普遍的相关性。生活在北大西洋寒冷水域的蚌类可以活到500年，它们的生长速度缓慢且稳定。古老的狐尾松松树看起来和它们的年龄一样古老，它们因残酷的气候而生长受阻——它的树叶稀少、树干风化、树枝扭曲——它们也缓慢地生长。这些生物——蚌类和狐尾松的共同之处是，它们的生长是无限的：它们慢慢地生长，但是生长的能力却从未停止。

无限生长在动物中很罕见——仅限于海洋生物，如某些鱼、龙虾、珊瑚和软体动物——但是在植物中这几乎是普遍现象。植物和珊瑚能无限地生长，因为它们的构建方式比较特殊。每个都由一系列相连的单元组成，这些单元就是植物上的嫩芽、珊瑚上的个虫。每一个单元都能够长出额外的单元，增加植物或珊瑚的大小，并取代已经死亡的单元。因此，生活在深水中的最古老的珊瑚可以活数千年。

显然，亚里士多德一定是理解了无限增长的重要性。他写道，植物的寿命长是因为它们具有自我更新的能力。然而，古希腊哲学家不会知道植物是如何做到这一点的。奇怪的是，一棵树的大部分已经死了，树干上只有树皮下方最外层的细胞还活着。树皮正下方那一层被称为韧皮部，负责将树叶中生成的糖向下传导至树根。韧皮层下面是分裂细胞层，被称为形成层。这些分裂细胞负责在形成层的外表面制造韧皮部；在内表面进行分裂，形成木质部。木质部细胞主要在死亡过程中执行它们的功能。它们死亡时会形成端对端、连续的中空管，将水从根部输送到树叶以及树木其他所有存活的部位。

形成层细胞分裂的速率听任环境的摆布，因此它随季节和年份的变化而变化。在温带地区，形成层的细胞在春天分裂得最为旺盛，制造出大直径的导管。几个月以后，气温下降，可用的水变少，新生的木质部导管会变得越来越窄，直到冬天到来，生长随之停止。接着，随着春天的到来，整个循环过程又会重复进行。在一年结束时狭窄的导管与来年春天长出来的粗大的导管并列在一起，形成明显的年轮。你可以在树干的横截面上看到它。一圈年轮意味着树的生命又过了一年。

你只需要到加利福尼亚州山间的植物香格里拉去转转，就能看到古老的树木在其漫长的岁月中不得不忍受岁月流逝的迹象。例如，在红杉国家公园的树丛中有一棵叫谢尔曼将军的巨型红杉。谢尔曼树丛既是喧嚣的度假胜地也是虔诚的朝圣之地。狂热的游客与心怀敬畏的自然爱好者互相竞争，为了能在这棵巨型树木前拍照而互相推挤。这棵 2 000 年的庞然大物耸立在那里，有 6 架巨型喷气式飞机那么重。这简直就是个奇迹：它曾经是由只有一粒米重的种子发芽长大而成的。

谢尔曼将军红杉精明地有了个军事英雄的名字，得以在 19 世纪免遭被伐木者砍倒的命运。它就像耸立在宙斯君王殿里的一根巨大的有凹槽柱子。它的底部巨大、树干略细，高达 61 米，直冲顶部，形成枯萎的树冠，再也不能长得更高了。树干几乎是光秃秃的，没有大的枝杈，直到树干的中部情况才有所改变。这些枝杈在空中形成森林，像独立的接穗般从树干的侧面四散开去，为它们的母体树干提供足够的养分。母体树干每年增长的周长数若折合成一定量的木材，足以比得上一棵长势喜人的橡树。

巨型红杉树长寿的秘诀是什么呢？它不是那种最长能活两三千年的树种，但是没有什么物种能活 2 000 年而不经历杀死大多数其他生物的生存事件并从中幸存下来。森林里到处都可以看到常见的死亡迹象。地面上散落着倒下的、只活了几百岁就死亡的树木的树干。在这些树干之间藏着小型的植物，它们发芽、开花、结果，并死亡，前后不过一年的时间。黑熊用强壮的爪子撕裂倒地树干上的腐烂部分，想抓到甲虫的幼虫。它是体型巨大的野兽，在自然界并没有掠食性天敌可怕，但是如果它足够幸运的话，也不过只能活到 50 岁。我们人类在自然环境下表现得比它好一些。作为狩猎者和采集者，我们可以活到 70 岁。

红杉也留下了与死亡战斗的疤痕。红杉谢尔曼将军和它周围军队里同样古老的同志们都有巨大的三角形伤疤，那是林火撕裂它们树皮的痕迹。几乎每棵巨型红杉在一层楼高或两层楼高的底部都有这样炭黑的楔形印记，渗透进厚厚的树皮，进入树木的边材。这些疤痕不仅证明它们经过了火的洗礼，也证明它们胜利地战胜了林火。红杉的树皮坚韧，具有抗火性。

古老的狐尾松看起来更古老、风化得更严重，在它漫长的生长过程中经历了更残酷的考验。这么古老的树木会衰老吗？我们在研究短寿命的物种时，将死亡率随年龄的增长而增加作为衰老的标志。但是如果采用这种方法，那么树木的数量就太少了，很难回答这个问题。相反，我们可以从重要的生命机能的损伤中寻找答案。了不起的是，有一项类似的研究将古老的、能存活几千年的狐尾松和只能存活几十年的年轻松树进行了比较，发现古老的狐尾松和年轻的松树在形成层的生长一样强劲。新芽的生长速度也是如此。古老树木与那些年轻树木产生的花粉和种子甚至都一样有生长活力。古老的狐尾松弯曲多节的枝杈给人留下一种带有欺骗性的印象。但是最近由于它们所在的林木线的附近气候变暖，这些古老树木目前的生长速度比它们在过去 3 700 年中的任何时候都快。

最长寿的树种是针叶树，但是世界上只有 627 种针叶树。这一较少且相当精确的数字可能随着人类一些新的发现而略有增加，如人们最近（1994 年）发现了瓦勒迈杉，它生长在澳大利亚悉尼布附近的峡谷中。不过在计数物种方面，该数字的准确度还是很高的。相比之下，种子植物的另一个主要族群是被子植物或称为开花植物。它们的数量非常大，目前我们尚无法得知其物种的确切数量。人类可能永远无法知道它们的确切数量。根据估计，世界上约有 30 万种被子植物，其中约有 6 万种是树木，分布在许多植物种系中。

大多数被子植物的树种都生活在热带森林中。作家要描述热带森林，特别是如果他们是第一次见到热带森林的话，有一个形容词会跳到他们的脑袋里，那就是"原始"。在那里，树冠高高挺起，浓密茂盛，下面是一片黑暗。最大的树木身姿高大。"原始"一词是人们自然的反应。但是不论热带森林多么古老，里面的树木存活了多久呢？这样的问题对于温带树木来说是很容易回答的，只需要每年计数年轮即可。但是在热带，没有寒冷的冬天让树木季节性地停止生长，所以很长一段时间以来，人们都认为热带树木没有年轮。事实上，这个假设过于简单，虽然热带树木可能不像温带树木有那么明显的生长变化，但是它们在一年当中并不是匀速生长的。大多数热带环境在气候上都有一些季节性的变化，不过主要表现在降雨量上而不是温度上。这些季节性变化会影响树木的生长，在热带树木的木材中留下指示性的变化。因此，通过重复普查被标记的树木以及使用放射性碳年代测量法都能够非常准确地测量树干的生长，然后再与木材的生长变化做比较。目前许多热带树木都已经通过这样的方法被测量了树龄。其结果在热带树木计岁领域引起了巨大的争论。

1998 年一项研究对在亚马孙中部伐木特许经营中被砍伐的树木进行了估计。据估计，这些树木中最大的树木属于一种叫卡林玉蕊属（*Cariniana micrantha*）的树种。它属于巴西胡桃种系，至少活了 1 400 年。最古老树木的平均寿命生长速度只有直径每年增长 0.8 毫米。相比之下，树龄只有 200 年的树种的平均寿命生长速度是它的 6 倍。这些发现首次发表就引起了争议，因为人们认为热带森林的变动率很高，树木因风暴和其他原因死亡的概率很高，整个森林每 400 年左右就会更新换代一次。树木怎么可能比森林活得还要长呢？一些生长速度非常快的热带树种只能存活几十年，而不是几个世纪。但是，现在有证据显示，目前在亚马孙雨林和其他热带地区有一些千年树木。也有证据确认最古老的树木正是生长得最慢的树木。这些高大、古老的树木，木材密集，似乎能够禁得住气候变化的沧桑。气候变化周期性地毁灭掉了森林里的其余树木。不过据我们所知，它们几乎无法与最古老的红杉或狐尾松比拼年龄。

寿命短的树木是否会衰老呢？当然对于那些寿命没有达到很长时间的树木来说，它们的寿命一定是以某种方式被缩短了。幸运的是，我们掌握了短寿命植物的死亡率数据，这其中也包括树木，其中有些当然会以随着年龄的增长而加速的速度死亡，如墨西哥星果棕榈。我在纽约北部地区的阿迪朗达克研究过另外一个明显的例子。那里怀特菲尔德山中的香脂冷杉会非常突然地结束生命。作为生长在山上的树木，那里的冷杉长到快 80 岁时，冰雪和冬季的冷风就会杀死它们的叶子，这些长得最高、最古老的冷杉就会大批地死亡，但仍然保持站立的姿态。虽然这明显是一个由环境引发死亡的极端例子，但是针叶树和其他树木也往往随着岁月的流逝，掉光枝杈，树冠变得越发稀疏，怎么遮也遮不住了。这种景象很常见。这样的树会衰老吗？或者还是像狐尾松那样，它们的衰败只是表面现象吗？

这个问题已经通过实验进行了调查，人们把老树顶部长出的新芽摘下，嫁接到幼树上。结果显示，当老树的新芽被移植到幼树上时，老树的芽会与幼树的芽一样旺盛地生长。这在针叶树和阔叶树上都是如此。结论是必然的：细胞进行分裂的能力和旺盛地生长或繁衍后代的能力虽然会随着年龄的增长而下降，但是它们并不能左右树木的寿命。无论限制树木寿命的是什么，都是如此。

和在动物身上起到的作用一样，植物细胞分裂的能力也是一把双刃剑。一方面，它为长寿提供进行更新和修复的必要条件。但是另一方面，每个新细胞又都是潜在的突变体。植物具有几乎无限量的分裂细胞，这将极大地放大突变的风险，让失控的细胞不断分裂。虽然突变——以及受到某些细菌、病毒和昆虫的攻击——可以产生肿瘤，但是植物对癌症带来的损害却几乎是免疫的。关于这个问题，我们在詹姆斯·乔伊斯（James Joyce）那里找到了很好的证据。他在《一个青年艺术家的肖像》这本书中，援引了某拼读书中的一首无厘头的诗歌：

> 沃尔西死在莱斯特修道院里，
> 修道院里的院长们埋葬了他。
> 黑霉症是一种危害植物的病症，
> 癌症确是各种动物的祸害。

但是如果你读过詹姆斯·乔伊斯的作品，那么不论他谈论什么主题，你都不会感到惊讶。植物能够对致死性癌症免疫，这其中一个原因应该是植物细胞被限制在盒状的细胞壁内，这样它们就不会像动物细胞那样在体内扩散。这种杀死了众多癌症患者的癌细胞转移的现象不可能发生在植物身上。还有人认为相比于动物细胞，植物细胞的分裂活动受相邻细胞的影响更大，这使得单个突变的植物细胞不断复制直至失控变得更加困难。

突变确实发生在植物的幼芽中，但是它们的影响仅限于局部，所以偶尔会有一个幼芽变成幼苗，然后变成一个与植物的其余部分截然不同的枝杈。在园艺领域，这样特立独行的枝杈被称为"突变芽"。它们可以生出具有巨大商业价值的新植物品种。许多传统的苹果和花卉品种就源于这种突变。但是这种突变出乎意料得罕见，这也许是因为在发生突变的组织内，突变细胞通常被野生型的细胞替代了。

就细胞而言，每棵树看起来都可以像狐尾松那样长寿，甚至有可能长生不死。那么，为什么树的生命长度各有不同呢？树木的寿命各不相同，人们对这一事实的了解甚至比在威斯敏斯特修道院内中世纪铺设的伟大甬道中呈现的生物宇宙学更早。在一首传统的爱尔兰诗歌中，我们可以找到关于宇宙年龄的公式。据称，这首诗的创作日期比伟大甬道的铺设日期早 4 个世纪。诗的开头是这样的，"一年一树桩。三年一片林"。结束语是"紫杉活三次，世界一轮回"。柳树的树桩一年内就可以长好，但是紫杉树的生长速度非常缓慢，它亘古不变。因此，柳树和紫杉树的寿命是所有其他生物生命长度的两极。紫杉树是一种欧洲莓果针叶树，它们给人以古老而神秘的联想，也是诗人的最爱。威廉·华兹华斯（William Wordsworth）曾在诗中写到一种英国湖区的紫杉：

> 有一株紫杉，是劳顿山谷的骄傲，
> 它至今独自挺立，在它自己的黑暗
> 的中央，一如往昔般挺立：
> ……
> 有着巨大的圆周和深刻的阴郁
> 这株孤独的树啊！一个生灵
> 一直如此缓慢地生长，它不可能衰败，
> 有着如此健壮的体格和面貌
> 亦不可能被摧毁。

华兹华斯提到"一个生灵，一直如此缓慢地生长，它不可能衰败"。这呼应了或者预测了我们现在已经知道的生长缓慢和寿命长之间存在的关联。事实上，在他写下这首诗之后不久，劳顿山谷的紫杉就被风暴击中，劈成了两部分，从8.2米减少到约原来的一半。但是这两半都获得了新生。被劈落的一半变成了椅子，支撑着附近科克茅斯镇镇长的体重。科克茅斯镇是华兹华斯的出生地。剩下的一半至今仍然挺立在劳顿山谷。

树木的直径增大时，木质部的导管就会受到挤压，形成树的心材。这些导管不再输送水分，但它们仍有助于增加树干的机械强度。木材的物理特性和化学特性在树种之间差异很大，它同时决定了树木抵抗真菌和昆虫的攻击以及风和其他树木下落时造成的物理损坏的能力。后来，华兹华斯提出的树木的生存规则被证明是个非常普遍的规则，在热带地区和在劳顿山谷一样准确。生长缓慢、木材密度高的树木死亡率低、寿命长，而那些生长速度快的树木，如柳树或桦树，寿命只有几十年，之后它们就会腐败、死亡。

长寿的树木也用化学物质来保护自己。例如，针叶树产生的芳香树脂是它们军械库中重要的一部分。树木受损时，这些树脂会覆盖在伤口上，发挥抗菌剂的作用。在干燥的西黄松的心材中，树脂的质量可以高达其总质量的86%。从北美圆柏树中提取的树油能够有效地威慑、对抗白蚁和蛾子。新英格兰地区传统上用带木质内里的箱子存储和保护冬季的服装，使其在夏季的那几个月免受飞蛾的攻击。防御性化合物往往会让木材变暗，所以你可以一眼就知道胶合板里的白木需要进行化学处理，才能够抗腐蚀。相比之下，北美乔柏虽然质量很轻，但是它红色的木头带着香气，天然抗腐、抗虫，这些特性使它成为户外施工的理想选择。我就有一个用这种神奇的木材建造的温室，我可以证明它抗腐烂的性能。最古老的北美乔柏在大小和气势上都可以与红杉媲美。它们可以轻松地活到1 000年以上。具有化学性防御特性的物种比它们在化学上无防御的亲属活得更长。也许这也没什么令人惊讶的，植物、鱼类、两栖动物和爬行动物也都是如此。

即使是同一个物种，这条规则也似乎是适用的：长得快，死得早。对于这一规则，再也没有什么比北美香柏更好的例子了。正如我们之前所看到的那样，当北美香柏在森林深处的土壤中快速生长的时候，它们的寿命较短，在一个世纪内就会死亡。但是当它们被迫在岩石裂缝上勉强生长时，反而会活上千年。一些关于树木年轮的研究发现，在同一种群中，相比于其他同物种的树木，存活时间最古老的树木是那些生长一直相对缓慢的树木。这个发现令人惊讶，因为生长得更快会使植物变得更大。人们可能认为这样的树木能够更好地生存。但是生长速度较快的代价似乎是抗应力较差。例如，人们对几种多年生草本品种进行了实验，其中包括牛蒡、矛蓟和毛地黄属植物。实验发现，在一般条件下，快速生长的个体和同一物种生长更缓慢的个体在生存能力方面没有差异，只是前者会产生比后者更多的种子。但是当研究者去除它们的叶子，对植物施压以后，快速生长的个体的生存和繁殖都受到了消极的影响。生长缓慢的个体储存了快速生长的个体用于生长的资源。在受到压力的情况下，资源储蓄者比资源消费者恢复起来更有优势。

自然环境中的死亡率通常是没有规律的。情况好的时候，任何年龄的个体死亡数都不多；情况糟糕的时候，死亡率就会较高，并且隐藏的弱点要经受恶劣环境的考验。在秀丽隐杆线虫的实验室研究中也可以看到这种现象。实验表明，虽然 daf-2 突变体线虫在无压力的条件下寿命更长，但是压力更偏爱野生型线虫。类似地，一项针对长叶车前草衰老的研究也发现，在受保护的温室条件下，并没能看到死亡率按照预期随年龄的增长而上升。但是在干旱发生时，野外种群的死亡率就表现出非常显著的增加。

　　大树因为超级长寿得到了所有新闻媒体的关注，但是有的植物活得更长。以我在南非进行实地考察过程中遇到的情况为例。在英格兰，国王爱德华七世是一种马铃薯，但是在开普勒地区的岱普瓦勒森林里它是一棵树。它的身形也颇有国王般的风范，它的树干周长约 7 米、高为 40 米，有 650多岁。它逐渐稀疏的枝杈形成的树冠傲视整个森林。每个枝杈的尖端都缀有一层灰绿色的叶子，树枝下面到处缀着如胡须一般下垂的黄绿色的地衣。如果真有 J. R. R. 托尔金（J. R. R. Tolkien）传说中的树人的话，那么一定就是这棵高大的、留着胡须的树了。《旅游指南》会告诉你，这棵乔治香槐是南非最古老的树木之一，但是事实并非如此。国王爱德华七世距此荣誉还差 10 000 年。如果你相信一个可能觊觎它王位的人的说法的话，那么至少是差这么多年。

　　距离岱普瓦勒森林仅 96 千米左右，有一个名为小卡鲁的干旱地区。那里有一个叫"远方"的地方，当地南非荷兰语称之为"Vergelegen（伐黑列亘）"。和我一起去伐黑列亘的是简·沃克（Jan Vlok）。他是一名植物学家，比其他任何人都了解小卡鲁。我们从奥兹颂镇出发，那是一个位于小卡罗的中部、令人安静、让人感到满足的地方。清瘦的简坐在南非人称为"巴卡（bakkie）"的四轮驱动车的驾驶座上，习惯性地点了一根香烟，吐出一阵烟，脚一踩油门，我们就出发了。

在一条柏油路上开了将近 20 千米，我们转向进入了一条土路，朝山的方向加速开去，扬起一路红色的灰尘。一路上可以看到铁丝网围起的牲畜圈，圈内是一丛丛干旱的灌木。我们从牲畜圈中间疾驰而过。突然，简停下了车。我们从车里走出来，他指向铁丝网里一棵矮小的、弱不禁风的树。

"那有一棵瓜栗树（gwarrie tree）。"他说。

"那就是吗？"我问，语气里明显透出一丝失望。简之前已经告诉过我，小卡鲁区最古老的树木个头小，但是简口中的这棵至少有上万年的树竟如此相貌平平，着实让我觉得很诧异。下面是他给我讲的瓜栗树的故事。

很久以前（10 000~12 000 年前），在最后一个冰河时代结束的时候，在那个叫"远方"的地方，气候比现在更加湿润。当时瓜栗树就长在亚热带的矮树丛里。小卡鲁地区所有的瓜栗树应该都来自同一颗种子，或至多几颗种子。因为所有现今存活的瓜栗树的基因都是相同的。从这批数量很少的种子开始，瓜栗树的数量逐渐增加，发展成完整的种群，因此它们的生长环境一定非常好。后来气候变得干燥起来，无法再成功繁殖新的树木了。简说，如今瓜栗树的树种偶尔会得到足够的雨水，继而发芽，但是幼苗在长出足够长的根系，到达干旱的土壤深处，获得足够的水分维持自身生长之前就已经死于干旱。唯一幸存的幼苗是那些在人工灌溉的李园附近生长的幼苗。小卡鲁这部分地区的年降雨量很少超过 610 毫米，通常还会远小于这个数字。瓜栗树的幼苗需要 3 年或 4 年且有足够的雨量才能长成。该地区的气候记录表明，这还从来没有发生过。

那么 10 000~12 000 年内没有新的树木加入到原有的树木中去，这真的可能吗？如果真是这样的话，那么今天的树至少也得有 10 000~12 000 年了，而整个族群就是一个博物馆，里面展品的年龄是最古老的埃及金字塔里所有东西的两倍，活力也是它们的两倍。突然之间，瓜栗树开始看起来更有趣了。但是瓜栗树为什么可以生存那么久呢？答案就隐藏在地下。每棵树都是从地下一个相当庞大的树干生发而来，它就像是一颗木质的生存胶囊，可以重新发芽，替换掉被烧掉或被大象当成午餐的枝桠。我非常想看看瓜栗树下面有什么，但是没有一群劳工的帮助，没有土地所有者的同意，也没有允许我们干扰受保护物种的官方许可，简当然也是爱莫能助了。

瓜栗树拥有破纪录般长寿的证据是间接的、尚未被证实的，至少现在是这样。但是它很有可能是真实存在的，因为瓜栗树并不是个案。石炭酸灌木是干旱地区的一种灌木，原生于美国西南部的沙漠地区。它的地下根部会从灌木所在之处四散开去，向周围铺开，长出新芽以产生新的、基因相同的灌木。由许多基因相同的个体组成的植物（以及群居动物，如珊瑚）被认为是克隆体。随着老的石炭酸灌木的死亡，新的灌木通过更新换代形成一个环，以原来的灌木为中心向外辐射，就像池塘里的波纹一样向外扩散。这种波状的生长方式行进速度极其缓慢。若以现代的生长速率为标尺，莫哈韦沙漠中被称为"克隆国王"的灌木，以最大环推估，有11 700岁。这意味着这些石炭酸灌木克隆体就像莫哈韦沙漠本身一样古老，而后者和南非的小卡鲁地区一样，也是在最后一个冰河时代结束后成为沙漠的。

　　克隆性植物可以活到非常大的年龄，但一些生物学家认为像石炭酸灌木、瓜栗树和许多其他植物这样的老克隆性植物，由古遗传谱系的年轻后代构成，与狐尾松或奥特尼夸黄木属于不同的级别，不应该被认为是拥有相同意义上的长寿命。在生物学保皇党看来，国王爱德华是一棵古老的树，应该荣耀加冕。但是顶着国王爱德华名号的百年马铃薯的克隆体就应该被当作伪装者被揪出来。事实上，两者之间的差异要比表面上看起来小得多，因为所有古树真正古老的部分都死掉了。正是老树的新芽让这些古树能够继续活着。可以说，一棵古老的狐尾松和石炭酸灌木之间唯一真正的差异在于狐尾松的嫩芽是在空中相连，而石炭酸灌木的克隆体或马铃薯是在地下相连或曾经在地下相连。

你愿意做高高在上的保皇党还是地下的乱党呢？我天生就是个平等主义者，但是你可以自行决定自己的立场。然而，在生物学上，所有的差异最终似乎都会归结为连接新芽的枝杈到底能够活多久这个问题。如果这些连接枝桠像树木一样是在地上的话，那么木材虽然死了，但它的耐久性也是长寿至关重要的因素，因为树芽依赖树干为其提供支持，提供通向根部的通路。如果连接的枝杈像石炭酸灌木一样是在地下的话，那么新芽可以各自生成独立的根系，因此连接灌木的枝杈就不那么重要了。在连接枝杈持续时间长短的问题上，克隆性植物之间的差别也很大。例如野生草莓植物的连接枝桠的寿命很短暂，而欧洲蕨形成的克隆体能持续数百年，它们维持的时间更长。

长寿的克隆体是否会衰老是个有趣的问题。事实上，如果它们会衰老的话，我们又怎么能够知道呢？测量年老克隆体的死亡率几乎是不可能的，但是对于那些具有有性繁殖能力的克隆体，我们可以检测它们的性机能是否下降，将其作为衰老的指标。加拿大英属哥伦比亚省曾经开展过这类研究。白杨树的克隆体已有10 000岁高龄，人们摇晃其中的白杨树，测量了具有生殖能力的花粉。结果发现，单棵树的年龄并没有影响雄株的繁殖能力，但是它所属的克隆体的年龄却对雄株的繁殖能力产生了影响。然而，在过去的10 000年间，老克隆体雄株的繁殖能力仅损失8%。虽然在统计学上这是显著的下降，但是在这样长的时间内，栖息地发生了剧烈的变化，因此在生物学上这一轻微的衰老程度可能并没有什么重要意义。成年男性从 30 岁到 50 岁，生育能力会下降 1/3。相比之下，男性丧失生育能力的速度是非常迅速的。

有一群植物，它们的衰老是可预测的、突发的、带有终结性的，它们就是一年生植物。其中一些开有壮观的花，比如罂粟。但是其他的只有很小的、不显眼的花瓣，比如阿拉伯芥，那是从祖先传下来的性的痕迹。所有这些一年生植物都在几个月内发芽、结种、死亡。什么原因导致它们如此仓促地消亡呢？一旦你了解了植物是如何生长的，答案就会变得出奇得简单。

植物生长源自一群专门进行分裂以产生更多细胞的细胞。人们在动物身上也发现了这些不断产生新细胞的源泉：它们就是干细胞。它们每周更新内脏内层 2 次，并更换体内各个部位的其他细胞。在植物中，这些新细胞的源泉被称为分生组织。形成层是分生组织细胞层，专门产生韧皮部和木质部。每个蓓蕾和每个枝杈的生长尖端也都有分生组织，产生新芽或新的花朵。新芽也有自己的分生组织，所以它可以无限期地继续生长。但是花朵没有分生组织，所以一旦蓓蕾变成花朵，茎或枝就不能再沿着相同的轴线生长了。

在短暂的生命过后，一年生植物就会将其所有可用的蓓蕾都变成花朵，随后终止生长。这种大爆发式的繁殖消耗了植物所有可用的资源，导致剩下的尚未开花的蓓蕾缺乏生长所需的营养。一年生植物也最终会死亡。相比之下，多年生植物可以年复一年地活下来。它们保留了一部分叶芽为继续生长做准备，只允许能真正开花的一小部分蓓蕾开花，因此多年生植物通常不开花，直到植物足够大，能够承受开花的代价并接着存活下去的时候才会开花。但是一年生植物不论有多小，当适合的季节来临时，通常就会开花。许多一年生植物，甚至是只有 6.4 毫米高的小型植物，也会开出花朵迎接自己的葬礼。

开花通常由季节性环境变化引发，但是植物是否会就这些变化做出反应以及反应程度的强弱都会受到基因的控制。因此，开花基因最终会确定植物是表现为一年生——早早就夭亡，还是表现为多年生——延迟衰老。一年生植物的生命与短命的动物秀丽隐杆线虫极其相似，两者的寿命都可以通过扳动遗传开关得到延长，但是由于某种原因，进化更倾向于让它们在爆发式繁衍后代的过程中灰飞烟灭。

现在，回顾一下到目前为止本书中已经讨论过的关于长寿和衰老的各种例子，有些模式已经变得清晰起来，同时一个尚未解决的大问题也突显出来。衰老或者说生物功能随年龄的增长逐渐退化是寿命长短的决定性因素之一，但是它并不是最重要的一个因素。我们人类在过去两个世纪中了不起地使预期寿命得到了倍增，该事实就说明了这一点。对于我们人类这一物种来说，衰老一直在被逐渐推迟，但是它并没有减少。

虽然大多数动物物种似乎都经历了衰老的过程，但是有些模式植物和动物显然并没有这类经历。这种差异只会影响这两组可以达到的寿命的限值。最长寿的模式生物的寿命可以以千年（针叶树和珊瑚）或万年（克隆体植物）计算。而在非模式生物中长寿纪录的保持者是软体动物海蛤，它的寿命不超过 500 年。大多数物种的动物、植物的寿命比它要短很多。短命的植物物种在 12 个月结束时就会死亡，如罂粟。一些寿命相对短暂的树木在大约 100 年的时候就开始衰老。但这并不是由植物细胞分裂能力和生长能力的内在限制引起的。相反，限制它的是生物体那时已经无法维持正常的生理机能。这在进化过程中是可以容忍的，甚至可能还会受到欢迎。

我们发现，进化有能力改变生命的跨度。如果考虑到相关物种的预期寿命存在较大差别的话，那么就能看出这一说法显然是正确的。仅以啮齿动物为例，从寿命仅为一两年的小鼠到寿命至 10 倍于它的裸鼹鼠，这中间的差异很大。这种物种间的差异表明长寿确实有遗传基础，但更令人惊讶的是，同类物种的寿命也存在遗传差异。分析导致线虫发生这种变异的基因因素给人们带来了另一个惊喜，即从根本上说，影响寿命的是同样的基因，从酵母到人类都是如此。这里所说的基因是指那些对生物调节营养物的使用，以及生长、繁殖和维持身体等活动互相争夺这些营养物等造成影响的基因。

因此，对于所有生物来说（植物和珊瑚也包括在内），寿命似乎是就各种关于生长、繁殖和修复等活动做出的不同选择，继而达成灵活性的妥协并由此设定的。这个结论带给我们一个尚未解决的大问题，也是我们接下来需要解决的问题：如果衰老可以推迟发生，如果寿命如此富有弹性，那么为什么自然不选择消除衰老、无限期地延长寿命呢？

第 6 章
预见性的解决方案
自然选择

E，我为进化歌唱

V，预见性的解决方案

O，物种的起源

L，生命永不停息

V，人类的胜利

E，解放思想

手指指向一个方向

这就是自然选择 [①]

史提芬·奈特丽（*Steven Knightly*），《进化》

西非有个豪萨族，这里有一个关于它的民间故事。两位老人一起长途旅行，他们又热又疲倦，衣衫褴褛，风尘仆仆。

[①] 此处原文使用了近似汉语"藏头诗"的手法。每行诗的首字母连在一起就是 EVOLVE，即"进化"的动词形式。

身上带的装水用的葫芦已经空了，所以他们必须要找到淡水喝。他们发现了一个干枯的河床，沿着河床一路走去，最后找到一眼泉水，从小山脚下的岩石中涌出来。泉眼旁边有一个年轻人，坐在石头上，于是他们就问那个年轻人能不能让他们喝口泉水。

"当然可以，"他回答，"不过年长者得先喝，因为这是这里的习俗。"

"我是生命，"一位老人说，"所以我年长几岁。"

"不，你不是，"另一位老人回答说，"我是死亡，我年长你几岁。"

"那不可能，"生命说，"因为没有生命，就不可能有死亡，所以我比你大。"

"恰恰相反，"死亡说，"生命诞生之前是什么呢？只有无情和死亡。我比你要大很多、很多。"

泉眼旁的年轻人看出这两个人不可能很快就会结束争吵，但是出于对生命和死亡的尊重，他耐心地坐在石头上，等着其中一位老人因为口渴而放下自己的骄傲。最终，生命转向那个年轻人，说："好吧，年轻人，你都听到我们两人的争吵了。你来决定谁是年长者吧，是死亡还是我。"

对此，年轻人感到很担心，因为他害怕选择死亡会伤害到生命，而赞同生命又会惹怒死亡。所以他巧妙地回答道："我听了你们两个人争论的全过程，你们都很智慧，也都讲了真话。没有死亡就没有生命，没有生命也就没有死亡，所以你们两个人同岁。没有谁年长不年长的问题。你们两个人请一起喝水。"说着，他递给两位老人一大碗清澈的泉水，两个人迫不及待地一起喝了起来。

上述死亡观非常普遍、盛行于世，不仅在豪萨，世界各地也都是如此。生命和死亡是从同一个杯子喝水的无情的旅伴。年轻时生命跑在前面，忘了自己终将一死的阴影。但随着年龄的增大，那个阴影会越来越近，直到死亡追了上来。这是全世界人类的普遍经验。许多作家都曾坐在这样的隐喻泉眼旁，见证生命与死亡之间的比赛，并提供自己的判断。美国诗人埃米莉·迪金森（1830—1886）曾写道：

> 死亡是
> 灵魂与尘土间的对话。
> 死亡说："消散吧"——灵魂却说："先生，
> 我早已另有打算。"——

在同样的宗教关怀下，16世纪的英国诗人约翰·多恩（John Donne）（1572—1631）称，"死亡无需自豪"，因为还有来世：

> 短暂的睡眠过去，我们永生不眠
> 死亡不再存在；死亡，你会死去。

同样，受到圣典的启发，威尔士诗人迪伦·托马斯（Dylan Thomas）（1914—1953）与另一位诗人打赌，看谁能以"永生"为题写出更好的诗歌。他将死亡视为从单纯的死亡中解脱出来：

> 而死亡也不得统治万物。
> 赤裸的死者会同风中的人
> 西沉明月中的人合为一体；
> 当骨头被剔净白骨变成灰，
> 他们会有星星，在肘旁，在脚边；
> 尽管他们疯了，他们还会清醒，
> 尽管他们沉落海底，他们还会升起；
> 尽管情人会失去，爱却不会；
> 而死亡也不得统治万物。

虽然完全否定了来世的想法，罗马诗人塞内卡（Seneca）（大约公元前 4—公元 65）也表达了同样的想法，他认为死亡将被垂死这一过程战胜：

> 死后便没有什么，没有什么，死亡：
> 呼吸的最大限度。
> 让雄心勃勃的狂热者放弃
> 他对天堂的希望，他的信仰只是他的骄傲

塞内卡的观点最接近现代科学的观点：死亡是生命的终结，再不会有其他事情发生了。然而，出于对科学的好奇心，我们想问："为什么呢？"为什么死亡总会追上生命呢？毕竟，有些物种异常长寿，看起来几乎会永生不死。当然这些物种主要是植物。但是即使是在动物之间，死亡套住某些物种生命的缰绳也比其他一些物种长。就我们人类自己而言，我们已经将控制生命的缰绳至少每小时拉长了15分钟。此证据显示，生命的长度是可变的。死亡的时刻与生活中的一切并无区别，是可以通过演化而改变的。这就是谜题之所在。

自然选择是进化的动力，它偏爱那些留下最多后代的个体，那么衰老损害生育能力并导致身体机能退化，它又是如何进化的呢？为什么自然选择会允许衰老的存在呢？为什么自然选择没有解决这个问题，让所有物种的各个个体都能够永生不死呢？19世纪德国生物学家奥古斯特·魏斯曼（August Weismann）（1834—1914）是最早提出这个问题的科学家之一。他提出，衰老和死亡之所以受到了进化的青睐，是因为它们通过清除即将被损耗殆尽的个体，为年轻、有活力的个体提供了空间，使整个物种从中受益。遗憾的是，这个表面看起来很有吸引力的想法有3个缺陷。魏斯曼本人最终也意识到了这些缺陷。

第一，自然选择并不是要为物种谋福利，它会作用在个体上，它偏爱那些通过遗传获得某些特质，能够留下最多后代的个体。寻求个体优势的自然选择会战胜任何一个纯粹为了物种利益要求牺牲个体的其他方案。要想知道为什么会这样，请想象一下。正如魏斯曼设想的那样，某种群中老年个体为了物种的利益牺牲自己，那么迟早会出现一个突变体，它的自我牺牲的基因有缺陷。这个突变体会因此活得更长，并能够比任何其他自我牺牲的个体留下更多的后代。短短几代下来，自我牺牲的个体就会明显地没落下去了。

第二，认为有机体和机器一样会损耗殆尽，这个观点也有问题。生物体可以完成惊人的发育过程，如将鸡蛋变成小鸡，但是小鸡一旦长大，生物体就很难再完成修复工作。这是为什么呢？因此，衰老不能仅仅是生物体因缺乏修复过程而损耗殆尽的问题。不过如果不重视，也可能偶尔会发生这样的事情。所以，即使有机体真的损耗殆尽了，也不能解释衰老的问题，它只是将问题改为：为什么年老的生物体不能自我修复，而年轻个体却能够这样做呢？

这个问题揭示了魏斯曼理论的第三个、也是最后一个缺陷，即它是循环的。他的理论并没有解释衰老将如何从一个尚不存在的起点开始不断演化而来。相反，该理论假定衰老一直都存在。魏斯曼认为，消除历经岁月沧桑而老化的个体将对整个物种有益，但是这并不能解释为什么个体首先会随着年龄的增长而消耗殆尽。所以我们又回到了原来的问题：

为什么自然选择会容忍衰老的存在呢？

　　第一个提出令人信服的观点且明确地从进化论的角度做出解释的是英国生物学家彼得·梅达瓦尔（Peter Medawar）（1915—1987）。1946年他在一本不知名的杂志上发表了一篇文章，文中讨论了这个问题。然后他又在一篇题为《生物学中未解决的问题》的讲座稿中充实了他的想法。该讲座稿于1952年发表。如果当时他将该讲稿的名字改为《生物学中已解决的问题》的话，也许他的发现会吸引更多的关注。不过正如他在自己的传记《思考的萝卜回忆录》中所说的那样，他当时是出于学术兴趣，简单地涉猎了关于进化的知识。他的日常角色是一位免疫学家，1960年他还因为在这个领域的新发现赢得了诺贝尔奖。为什么我们不断衰老是理所当然的呢？他解决了这一进化问题，理应再次获得诺贝尔奖。1979年我见过彼得·梅达瓦尔本人，不过只是从报告厅后面远远地见到了他。当时他坐在轮椅上，身体因中风丧失了一部分机能。他悲剧性地成了自己理论中衰老是如何演变的一个例证。

　　与魏斯曼的理论不同，梅达瓦尔的论证优雅简单，与自然选择完全一致。想象一下，某个群体永远不会衰老，所以死亡率并不会随着年龄的增长而增加。死亡完全是偶然事故。如果出生率和死亡率都不随着时间的变化而变化，那么在这样的群体里年龄构成将以年轻人为主导。偶发死亡事件本身将确保幸存者的数量会随着年龄的增长而减少。年老个体的比例将逐渐变小。这只是因为你活得时间越长，遭遇致命事故的概率就越大。现在想象一下，不论是处于青春期还是处于老年阶段，几乎每个个体都有繁衍后代的能力。接着快进一代，向那一代的每一个人提问，问他们（孩子们）出生时，父母有多大。这些父母的平均年龄会较为年轻，因为人口中的大多数个体都很年轻。

不得不说，梅达瓦尔伟大的洞察力受到了另外一位天才的极大启发，他就是 J. B. S. 霍尔丹（J. B. S. Haldane）（1892—1964）。梅达瓦尔提出，之前描述的情况将累积有害的突变，并在生命的后一阶段显现出来，因为这样的突变在影响父母之前就已经先传给了孩子。相比之下，早期显现的突变将更可能损害父母繁衍后代的能力，继而限制将它们自己传给后代的能力。

亨廷顿病就是突变晚期显现的一个明显的例子。它是由单个有缺陷的基因导致的神经退行性病变。有些症状直到患者 50 多岁时才开始显现。美国民谣歌手、政治活动家伍迪·格思里（Woody Guthrie）（1912—1967）从母亲那里遗传了亨廷顿病。但是等到他因病变得残废的时候，他至少已经是 7 个孩子的父亲了。虽然彼得·梅达瓦尔自己糟糕的健康状况可能是，也可能不是遗传来的，但是他也是有了 4 个孩子以后才第一次中风的。

更常见的神经退行性疾病也主要发生在生命的后一阶段，如帕金森氏病、阿尔茨海默病。此外，其他疾病如中风、心血管疾病、糖尿病和癌症也是这样。遗传性突变在这些疾病中起到的作用并不像在亨廷顿病中那样明确。但是遗传哪怕只是发挥了很小的作用——例如，通过在本书第 4 章中提到的 APOE 基因造成影响——其中涉及的突变也将不断积累，超越自然选择的范围。

现代有一种趋势，人们建立家庭的时间推后了。这一延迟行为可能导致自然选择开始抵抗有害的等位基因，例如 APOE $\varepsilon 4$ 等位基因。以前这些基因对人体造成伤害出现的时间较晚，无法影响人类的生殖能力，现在情况发生了改变。因此，有人预期 $\varepsilon 4$ 等位基因出现的频率将开始下降，因为它越来越多地被捕获在自然选择的探照灯之中。自然选择正进一步深入我们正在延长的生殖生命中去。

总之，梅达瓦尔的想法是自然选择改变遗传的未来的能力，会随着个体年龄的增长而逐渐消失，而这会自动允许导致衰老的突变在进化时间内不断累积。有人可能会说，自然选择在个体年老时就退休了。

彼得·梅达瓦尔进一步指出，有些在青年时期有益于健康和繁殖的突变在老年阶段也可能产生有害的影响。这种双重作用的突变将加速衰老的演变，因为它们实际上可能得到了自然选择的青睐，而不只是被动地积累。具有双重作用的基因在青年时期对繁殖有益，但是在老年阶段却对健康有损害，就像是儿童玩的跷跷板。其中寿命就是那块木板，连接着青年和老年。跷跷板的一端抬起，另一端就会下降。自然选择抬高青春，却无视木板另一端老年阶段的暴跌。

在老年阶段影响人类的主要疾病群与免疫系统有关。青年时期，运行良好的免疫系统保护我们免受感染的侵袭，具有明显的生存价值。在过去的 100 年里，接种疫苗大大降低了儿童的死亡率，也因此提高了人类的预期寿命。它的原理就是在人类的免疫系统遭到特定病毒和细菌的袭击之前，就让它做好战斗的准备。但是在老年阶段，免疫系统可能会变得过于敏感，容易引起关节炎症，导致类风湿性关节炎。

有遗传证据表明，在我们最近的进化史中，增加类风湿性关节炎易感性的突变实际上受到了自然选择的青睐。这一发现非常强烈地表明，我们所讨论的突变具有双重的作用，在青年期间它一定起到了有益的作用。目前人们尚不清楚自然选择最近是什么时候开始发挥作用的，但是它可能是在大约 10 000 年前农业的出现引发的。农业让人类暴露在许多新的疾病之中。它也大大增加了人类居住地的密度，使传播疾病变得更加容易。在这样的情况下，人类会着力于选择能够改善免疫系统对疾病做出反应的突变，而不再考虑其在老年阶段后会遭遇的任何后果。

美国生物学家乔治·威廉姆斯（George C. Williams）（1926—2010）在梅达瓦尔提出的衰老进化理论的基础上，推导出一系列重要的预测，继续就突变在生命早期对人类产生有益的效果、在生命后期对人类有害的观点展开研究。事实上，这些预测同样适用于梅达瓦尔简化版的突变累积理论。首先他预测，要想使衰老不断进化，就必须在胚胎发育过程中分离生殖细胞和体细胞。"生殖细胞"听起来像是纽约地铁系统里一个不太卫生的分支，但是它实际上是体内制造卵子和精子的细胞系。体细胞（其希腊语为"身体"的意思）就是生物体的其余部分。生殖细胞系是向后代传播基因的通路，所以任何损害生殖细胞的突变都将给人们带来厄运。如果是损伤体细胞的突变，且只在繁衍后代之后才显现出作用，那么就不会给人们带来灭顶之灾。因此，只有当生殖细胞系受到了保护、不受影响时，自然选择才会容忍导致衰老的、有害的突变。请注意，这些突变都是在生殖细胞中传递的，但是它们只会在体细胞中表现出它们的作用。

在大多数动物中，生殖细胞和体细胞的分离是很正常的，因此梅达瓦尔的理论预测，衰老都可以在那些动物中进化。然而，在植物中，生殖细胞和体细胞并没有分离。花朵中的胚珠和花粉粒与它们所依附的形成枝叶的细胞具有共同的起源，即少数产生花蕾的分裂细胞。花朵和花的枝叶都由此生发。因此，威廉姆斯认为，导致衰老的突变在植物中不可能得到自然选择的青睐。这个论点也解释了为什么植物和一些植物性动物，如珊瑚（见本书第 5 章中描述）可以达到惊人的寿命。有些植物显然也会衰老，如一年生植物，不过它们的生命周期一定得到了进化，不涉及双重作用的突变或突变的积累作用。我们将在下一章中看到一些壮观的例子。

突变能够引起衰老的演变还需要另外一个条件，那就是产生的后代数量必须随着有机体的变老而减少。人类和驯养的动物，如我们最熟悉的牲畜，就是这样的情况，所以这听起来可能很正常。但是地球上可能有 1 000 万个物种，它们各不相同，所以我们在称任何情况"正常"的时候都应该谨慎。可以无限生长的动物和植物随着年龄的增长，它们的身体会变得越来越大。它们就不符合这一特定的条件。在这些物种中，年老的父母产生的子女众多，让跷跷板变得太平衡了，不允许自然选择牺牲老一代，支持少一代的发展。无限生长以及繁衍后代的能力随着年龄的增长而增长的模式，可能就是长寿的树木和动物中的双壳类动物（如海蛤）能够活到很大年龄的原因。

衰老的演变表明，自然选择最终只关心生殖成功。这一结论突出了另一个进化的谜题：为什么女性的生育能力在 50 岁时就没有了呢？在所有人类族群里更年期都发生在这个年龄前后。男性的生育能力也会随着年龄的增加而不断下降，但是他们并不像女性那样是突然完结的。更费解的是，我们所有灵长类的亲戚都没有更年期，例如雌性黑猩猩直到生命结束都一直具有生育能力。所以与衰老不同，更年期似乎是人类独有的。用激素治疗有可能在一定程度上逆转绝经的情况。2008 年在印度，Rajo Devi 与夫人在自己 70 岁时成功生下了试管婴儿。所有这些事实非常强烈地表明，更年期并不仅仅是自然选择的副产品，也不是衰老带来的不可避免的后果。但是矛盾的是，更年期必须如此发展，因为它能以某种方式赋予人类生殖优势。

更年期能够停止繁殖活动，却赋予人类生殖优势，帮助传播那些对该女性现有子女或孙子女有利的相关基因。此外，这一收益必须大于女性停止成功繁衍更多属于自己的孩子所需的成本。换句话说，当自然选择计算总数的时候，以后代数量计算的净收益必须由更年期决定，而不是由继续繁衍后代决定。影响该计算的两个因素是：第一，女性 50 岁之后可以期望成功地抚养自己婴儿的数量；第二，如果她帮助现有的孩子养儿育女，那么她能给现有子女的生存带来什么样的改变。

这些问题的答案显然取决于一般的健康条件和社会条件，而所有这些条件在最近都有所改善。但是请记住，我们仍然可以估计在我们过去的进化过程中这些数字是如何累积在一起的。大多数女性早在 50 岁之前就拥有了她们大多数的孩子。等到 50 岁再生更多的孩子存在危险。分娩中产妇死亡的风险会随着年龄的增长而增加，其子女罹患唐氏综合征等病症的风险也会随之增加。

再往前追溯大约 150 年，人们很难得到当时关于这类信息的数据，但有一项了不起的研究，它利用了英国人对其皇族婚礼和寝具长久不衰的迷恋，把皇室成员的生育记录往前追溯了 1 200 年。在女性贵族和领主中，出生名门望族的知名人士的寿命往往较短。这一点在公元 1 700 年前人类社会尚未进入近代时尤其突出。当时在所有活到 81 岁的女性中，几乎有一半的人从来没有生过孩子。即使不考虑在分娩中死亡的女性，这些数据和其他研究也显示，在大多数人类历史中，生育孩子一定会带来寿命变短的风险。如果这种在寿命上的风险影响了贵族，那么它更可能影响到农民，因为他们的生活更加艰苦。

这类数据表明，过了 50 岁还要生育更多的孩子，其中的风险可能轻易地就败给不继续生育带来的好处。女性到了 50 岁，其最大的女儿可能已经有了自己的孩子，帮助她们养育孩子可以增加该女性孙子女存活的数量，可能还会增加未来出生的孙子女的数量。这一更年期进化的"祖母假说"也得到了一些证据的支持。一项对西非冈比亚两个村庄进行的研究，利用了当地有医疗设施之前收集的数据。该研究发现家中有祖母的 1~2 岁儿童的生存概率是没有在世的祖母的同龄儿童的两倍。另外一项研究使用了近代芬兰教会的出生记录和死亡记录，发现年龄超过 50 岁的祖母的孙辈数量比没有活过 50 岁的人的孙辈数量多。但是无论在冈比亚还是在芬兰，祖父是否健在对他们孙辈的生存或数量都没有产生影响。也许这说明了为什么女性比男性更长寿，因为祖父在自然选择进行的残酷演算中显然是多余的。在长寿的人群中显然缺少男性的身影。

虽然其他灵长类动物没有更年期，但是它也不完全是人类所独有的现象。另一组哺乳动物也有更年期，它们就是啮齿类鲸类动物。虽然它们能够活到 90 岁，但是雌性虎鲸（逆戟鲸）在大约 40 岁时就停止繁殖了。雄性虎鲸和男性人类一样，在整个生命过程中都能够进行繁殖。不过和人类类似，雄性虎鲸的寿命没有雌性的长。一项对生活在美国和加拿大西北海岸鲸类的重要研究发现，这些动物一生都在"小群"里过着永久式家庭团体生活，它们的生存状况更好，甚至成年后也是如此。但前提是鲸群的母亲还活着，她尚没有死亡。这一效应在儿子身上表现得尤为强烈。就算已经 30 岁或 30 岁以上了，母鲸死亡后，子鲸的死亡率也比那些母亲仍活着的子鲸高 14 倍。雄性母鲸如何帮助它们已成年的子鲸改善生存状态还尚不可知，但是未来对虎鲸行为的研究可能能够揭示答案。

人类和虎鲸有什么共同之处，能够让这样两种截然不同的哺乳动物独立进化出更年期呢？两个共同的重要特点似乎为处于后生育期的女性创造了所需的条件，让她们或作为祖母（如人类）或作为母亲（如虎鲸）能够提高子孙生殖成功的概率。第一个共同之处是人类和虎鲸都很长寿。只有在特别长寿的动物中，雌性才有可能活得足够长，协助后代成功繁殖下一代。

第二个共同的特点是人类和虎鲸都生活在包含几代人的家庭群体中——一个虎鲸小群可以容纳多达 5 头虎鲸。人类家庭和虎鲸小群都创造出了一定的社会条件，让个体协助那些比她（指女性或雌鲸）还年轻的个体，她也通过自己的亲戚，间接地协助向子孙后代传播自己的基因。若是没有这种亲密的家庭结构，自然选择就不会偏向于以牺牲自我繁殖能力为代价去帮助别人的女性/雌性，更年期也就不会进化出来。

　　长期的两性战争产生了很多偏见和许多幽默的段子，讲述了女性和男性的各种健康问题。有一个常见的笑话——也许甚至是一种普遍的看法——男性但凡有点小疾病就表现地十分夸张，寻求他人的注意。然而，对男女两性各种健康问题的调查却揭示出一个相当不同且矛盾的真相。在 12 大主要健康问题上，如癌症和心血管疾病，所有年龄段的男性的死亡率都比女性高。但是女性患有身体疾病、看医生和住院的比例都比男性高。当在调查中被问及他们的健康状况时，男性报告称他们比同龄的女性健康状况更好。但是死亡率却显示，女性是更强壮的性别。男女两性衰老的速率相同，但是女性的基线或者说初始死亡率比男性低。如果我想以典型的男性范过分夸大这一情况的话，我就会说："女性生来就是受苦的，男性天生就是要死的。"

　　虽然更年期似乎是一种独特的进化现象，但是在背后驱动它的基本过程并不独特。在这些过程中，最重要的就是繁殖和生存之间的此消彼长。这种交换并不是英国贵族独特的特权，事实上，在酵母、植物、蠕虫、果蝇和病毒中也有这种现象。几乎我们曾经见过的每个物种也都出现了这种现象。若是把视野放到更广阔的世界，那么随处可见这种此消彼长的交换现象，从贪吃到音乐的选择都是如此——比如，"你不能在拥有蛋糕的同时品尝它"。现代主义作曲家阿诺德·肖恩伯格（Arnold Schoenberg）将自己的艺术总结为要在"重复令人愉快的刺激与渴望多样化和变化之间找到平衡"。

在自然选择的尺度上，生存与繁殖之间的平衡是以对后代的贡献为标准进行衡量的，简称"健康"。请不要把进化性健康或是达尔文式的健康与你通过定期去健身房所获得的那种健康相混淆。进化生物学家约翰·梅纳德·史密斯（John Maynard Smith）已经就这一点向他的学生做出了很好的说明。他的视力很糟糕，因此戴的眼镜有着鹅卵石般厚的镜片。由于他的视力不好，在第二次世界大战期间他被告知不适合在军中服役。他开玩笑地说这可能救了他的命，从而提出了自己关于达尔文式健康的理论。

秀丽隐杆线虫突变体为了更加长寿，付出的代价就是较低的健康水平。在实验用的 daf-2 突变体和野生型线虫的混合物中，更长寿的线虫突变体只经历 3 代就消失了，因为它们在生命初期产生的卵，没有野生型线虫多。另外一种秀丽隐杆线虫被称为 clk-1 的长寿基因也有类似的缺陷。这些结果都说明了早期繁殖获得（见第 2 章）的健康状态需要付出一定的代价。白藜芦醇是一种植物化合物。人们认为适度喝红葡萄酒有益健康。这里的健康益处就是红酒里的白藜芦醇带来的。秀丽隐杆线虫靠白藜芦醇能够获得更长的寿命，但是它们在生命早期产生的卵也比较少。相比于众所周知的摄入酒精带来的健康危害，这一结果是否更应该令葡萄酒的饮酒者担心还尚无定论。

50多年前，约翰·梅纳德·史密斯（带着他鹅卵石般厚的眼镜）就发现，因为突变而没有卵巢的果蝇比野生型果蝇活得长，这表明生殖成本在生命长度上获得了补偿。后来对果蝇和秀丽隐杆线虫的实验也显示，生殖细胞会产生化学信号，在控制生命长度的分子通道中按动遗传开关，那么，这样的生殖成本与生命长度交换就和寿命与更年期的关系一样，都受到了遗传的控制。但是如何放置开关，最终还是要视它们对健康状况的影响而定。反过来，这种影响往往取决于环境。daf-2突变型线虫在培养皿中可能看起来像是个赢家，但是在自然界的土壤中却惨败给野生型线虫。中世纪的英国贵族儿女众多，他们可能要付出早亡的代价。然而在19世纪条件得到改善以后，维多利亚女王可以生下9个孩子，同样活到81岁。有趣的是，动物园中的动物就像皇室那样备受呵护。然而，在这样有利的条件下，它们并没有显现出在野生种群中看到的、繁殖期对雌性动物寿命造成的有害的影响。环境这般重要也不该令人感到惊讶，因为毕竟只有当生物适应了它所处的环境的时候，达尔文式的健康水平才能达到最高点。这种适应可能青睐令人惊讶的奇怪的行为，包括自杀式繁殖以及我们将在后文中看到的例子。

第 7 章

塞梅勒的牺牲
自杀

朱诺 (*Juno*)：乐趣无法计数

这就是我的报复

爱情是一个泡泡，得来充满麻烦

拥有时即死亡

威廉·康格雷夫 (*William Congreve*)，

《塞梅勒》，第 2 幕

虽然死在另一片土地上，死去 1 000 年以后威斯敏斯特修道院才建成，但是罗马诗人奥维德（Ovid）（公元前 43—公元 17）的精神却在此处徘徊不去。葬在这里的诗人被人们所知、所念，他们追随着奥维德，一起成就了自己的传奇。让奥维德留下不朽之名的是他的长诗《变形记》。这首诗以宇宙的创始为开端，以奥维德自己所处的时代为结束，其主题是循环性变形。它是一部自然的进化历史，只不过是以神话的形式呈现出来。在后记中，他肆无忌惮地挑战了众神灵和将他从罗马驱逐出去的奥古斯都大帝（Augustus）。他说，既然他的诗已经完成了，那么就没有什么可以毁灭他的作品，即使是朱庇特发怒也对其无可奈何。死亡该来的时候，他随时准备赴死，因为他知道《变形记》将"把我荡涤为永恒，在所有的星星之上。我的名字将不会被人们忘记"。他补充说："千秋万代以后，如果诗人有预言真理的见识，我就将永垂不朽。"奥维德说对了。

从乔叟的《坎特伯雷故事集》到莎士比亚的《暴风雨》和玛丽·雪莱（Mary Shelley）的《弗兰肯斯坦》，奥维德创作的《变形记》对英语文学的影响无处不在。在诗中他详细叙述了希腊众神对他们不喜欢的凡人进行报复，把他们变成各种形态。自恋的纳西索斯（Narcissus）因拒绝了女神艾歌（Echo）的爱，被变成了一朵花。一天，亚克托安（Actaeon）出去打猎，撞见了狩猎女神戴安娜（Diana）在森林中的池塘里赤裸沐浴。为了确保亚克托安永远不能把他看到的情景告诉任何人，戴安娜就把他变成了一只雄鹿，被他自己的猎犬撕裂了。稍显快乐些的变形给了雕刻家皮格马利翁（Pygmalion），他爱上了自己创作的作品———一座女性象牙雕———于是爱之女神维纳斯（Venus）对皮格马利翁在她神坛前做出的乞求予以了回应，赐予这个雕像以生命。马尔伯勒公爵夫人亨利埃塔委托他人为她的情人威廉·康格雷夫制造机械象牙雕像时，心中想的恐怕也是这个变形的故事吧。在康格雷夫死后，她仍旧习惯性地和他的机械象牙雕交谈。奥维德用诗歌体讲述了塞梅勒的命运。康格雷夫这位多产作家，在其作品中对它进行了翻译。作曲家汉德尔（Handel）将其作为剧本，创作了世俗的清唱剧（其实就是歌剧）。

塞梅勒（发音与"Emily"的节奏相同）是卡德摩斯（Cadmus）的女儿。其父卡德摩斯是希腊底比斯市的创建人和国王。塞梅勒被画在古希腊的花瓶上，但是奥维德的诗是现存最古老的关于塞梅勒的故事的书面版本。在希腊神话中，底比斯人总是吸引着众神的注意，特别是朱庇特（又名乔维）。他偏爱来自这个地方的女性。朱庇特有自己的套路：他曾引诱了塞梅勒的婶婶，强暴了一位女性被继承人。所以当塞梅勒在朱庇特的神坛中敬拜，开始表现出不健康的兴趣时，引起了朱庇特的妻子朱诺的不满。果然，朱庇特把塞梅勒掳到天上去了。此时在汉德尔的歌剧中，人们可以听到她在狂喜中的那种欢喜、抒情的咏叹调：

> 无尽的欢愉，无尽的爱
> 塞梅勒欢喜至极！
> 在她的怀抱里偎依着乔维，
> 他的闪电在一旁歇息；
> 在她的臂弯里，他的闪电缴械投降，
> 面对她的眼睛，他的闪电低眉顺目。

朱诺知道朱庇特已经不可救药了，所以她决定对怀着她丈夫孩子的塞梅勒进行报复。她假扮成又老又瘦的老妪去找塞梅勒，问她怎么就知道自己的情人确实是他口中的自己呢。男人为了要钻进你的托加长袍，什么谎话都能说。朱诺说，你必须让他承诺，要展示真实的自己，就像他在和他的妻子朱诺一起睡觉时那样。你和朱诺拥有同等的权利，肯定是这样的吧？为了确保朱庇特听到她的请求，不会拒绝她，塞梅勒让朱庇特答应她，不管她想要什么，就都给她什么。朱庇特完全被塞梅勒迷住了，就同意了。但是当他听到了塞梅勒的愿望时，就意识到一切都太晚了，塞梅勒还不道自己的这个要求就是在自寻死路，因为真实的朱庇特是一道闪电。由于答应了塞梅勒无法避免的、致命性的愿望，朱庇特不得不在她面前现出真身。塞梅勒死了，朱诺报复成功了，但这并不是故事的结局。朱庇特从塞梅勒的骨灰中救出了他们尚未出生的孩子，把它缝合到自己的大腿上，让它在那里完成了妊娠过程。这个孩子就是酒神巴克斯（Bacchus），是葡萄酒和美食之神。在歌剧落幕之前，威廉·康格雷夫送给歌剧观众一首合唱，让他们的情绪高涨起来：

　　　　快乐，我们会快乐，

　　　　没有担心，没有痛苦；

　　　　我们将享受无罪的乐趣，

　　　　善良的爱永远不会烦腻；

所有这一切都美好正义，我们会证明，

　　酒神为爱之欢愉加冕！

　　你可能已经猜到了，这个故事也有生物学的意义。新生儿能给人带来喜悦，如果他们出生时，能像酒神巴克斯一样带着鸡尾酒柜的钥匙的话，就更是如此了。但是性是危险的。神话中塞梅勒就是主宰生命的铁律的一个极端例子：繁衍后代要付出代价。人们要生一个孩子，很少要付出像塞梅勒一样惨重的代价，但是自然界中有大量的例子证明，繁殖是死亡的使者。生物学家以塞梅勒命名这种模式，称其为"终生一胎"①。

　　终生一胎或者你也可以称之为"大爆炸式繁殖"在植物王国和动物王国随处可见。如果你想看看一个壮观的植物的例子，那么就请随我一起到位于南非开普敦的科斯坦斯植物园去吧。这里有一条长凳，上面有一块匾额，专门纪念该植物园的一位已故的访客。他名叫迪特尔·克恩（Dieter Kern），1995年去世，享年51岁。我如今已经比他年长5岁，因此这个长凳提醒着我，我也终将一死。事实上，科斯坦斯植物园的花朵非常美丽；令人惊叹的是，植物园就坐落在桌山脚下；植物园的两侧溪流潺潺，声音宛如天籁；蛙鸣声交相呼应，此起彼伏。这些让我们觉得自己已经在天堂了。但

————————

　　①　对应的英文为"semelparity"，与塞梅勒的"Semele"有关。

这是不可能的，因为在这个地方，任何永恒的外表都被矗立在我们面前的树木遮挡住了。它们是 3 棵科西棕榈，是南非东部马普托海岸当地的树种。3 棵树中的 2 棵明显已经死亡了，它们的叶子和树干一样呈棕色。这些树留给我们做纪念的是并不耐用的纤维木材，即使是做成花园里样子货般的长凳，其强度也是不够的。它们还留下了一小堆果实，大多数仍然附着在树顶部已经死了的烛台形树枝上。

这些果实是树木不朽的承诺。树干的生命短暂，只是为了达到结果这一目的。树干只需在生命期间提供临时的结构就可以了。棕榈树的树干的确比叶基强韧不到哪儿去。与阔叶树（和宽腹的人类）不同，它并不会随着年龄的增长而变粗。每颗果实的大小与大个的鸡蛋相似，上面是一层层逐渐消失的红棕色，呈螺旋样，像是尚未打开的松果的外层。数学家斐波那契（Fibonacci）因发现了这样的螺旋序列而千古不朽。该螺旋序列与数列吻合，其中每个数字都是前两个数字之和：1、1、2、3、5、8 等，以此类推。斐波那契螺旋序列在自然界中时有出现。

在这 3 棵科西棕榈中，中间那棵至今没有结果，仍然生长强劲、抽芽长叶，叶子如喷泉般从树冠中喷溅出来。这些 30 多米高的树木长出的大叶子有 10 米长，以螺旋状一个接一个地从树干里发出芽来。科西棕榈慢慢地会朝向天空生长，巨大的羽毛似的叶子从细长树干的各个枝头钻出，形成华盖，就像一个巨大的羽毛掸子，要去给不整洁的、云朵四散的天空做个大扫除。树龄达到 30 岁或以上时，位于阿特拉斯羽毛掸子最高处的树芽就会停止散叶，转为开出巨大的、宛如烛架般的花朵，随后会结出类似球果的果实。真正的松果内含几十颗种子，但是掉落下来的科西果一摇晃，就会发出响声，因为果腔里面只有一颗象牙状的果核。当科西果在树上逐渐成熟时，外面的木质鳞片会保护它免受掠食者捕食。但是等它掉落到地面后或是要发芽的时候，木质鳞片就会变松脱落，露出里面的果核。科西棕榈树和许多其他棕榈树种为了产生大量的种子，付出了最终的代价，很多树都在结果的过程中死去。印度南部和斯里兰卡的贝叶棕是其中最为壮观的例子。在其漫长的岁月快走到尽头的时候，它们的叶子甚至比科西棕榈树的叶子还要大，巨大的烛台状的果实高达 3~3.6 米，如同王冠一样盖在树上。

　　终生单次繁殖在少数几个动物和植物群中较为常见，但是在其他种群中却是非常罕见的。以植物来说，虽然有一些其他热带树种也是终生单次繁殖的，但是棕榈树是唯一一种以这种方式高调生长的树种。许多种类的竹子也是终生单次繁殖，它们可能在大范围内同时开花，然后集体死亡。在北美和欧洲，终生单次繁殖的草本植物，如野胡萝卜、毛蕊花和月见草往往长在杂草多的地区，在空隙处拓展它们的生长空间。

　　单次繁殖在昆虫中很常见，一些昆虫的幼虫会花几年的时间隐藏在水中或地下，然后迎来在阳光下短暂的时刻。例如蜻蜓的幼虫生活在淡水中，在那里它们进攻其他动物，其中包括小鱼。周期蝉的若虫在地下生活长达 17 年，以树根内的树汁为生，然后大规模地以成虫的形态同时出现在地面，交配、产卵、死亡。太平洋鲑鱼在海洋里度过 3 年的独身生活以后，会启程踏上死亡之路，一路来到它们位于北美河流上游的产卵场。鳗鱼做的是与太平洋鲑鱼反向的死亡旅行，它们在淡水中度过中年时光，然后从欧洲和北美洲游到马尾藻海聚集，在那里欧洲和北美鳗鱼开始繁衍后代。许多品种的鱿鱼和章鱼也是终生单次繁殖。要管理这类品种的养鱼场需要着重考虑这一点，因为大多数捕获的鱿鱼和章鱼可能还没有繁殖过下一代。

对于哺乳动物来说，单次繁殖是罕见的，但并不是没有。大多数的例子都来自一种澳大利亚肉食有袋类动物。在这类肉食有袋动物中，只有雄性会在一通非常热烈、混杂的交配后死亡。有些蛇也是单次繁殖动物。最近，人们在马达加斯加发现了一种较小的变色龙，叫作拉波德氏变色龙。在它短暂的一生中，它大部分时间都待在蛋里，孵化后仅存活 4~5 个月。这种变色龙是唯一的已知一年生脊椎动物。而在植物中，一年生植物非常常见。如我们在第 5 章中看到的，一年生的植物可能花数十年的时间以种子的样态待在土壤中，然后在短短几个月的时间里冒出地面、生长、开花并死亡。

终生单次繁殖是个迷人的现象，因为把所有的生育行为都集中在一次上，会让生物为繁衍后代付出终极代价，这是任何有机体都可以付出的代价。为什么我们刚才描述的这些杂七杂八的物种都过着这种极端的、看似危险的生活呢？从棕榈树到周期蝉，从竹子到鱿鱼，所有的情况是否有一个统一的解释呢？是的，这样的答案可以有。

让我们再想象着做另一个实验，看看终生单次繁殖如何否定了我们人类眼中更正常的建立家庭的方式。我们将从一年生植物开始，假设它在一年结束时产生 10 粒种子，然后就死亡。第二年，所有这 10 粒种子都发了芽、存活下来并各自生出属于自己的 10 粒种子。那么两年后，原来那株终生单次繁殖的一年生植物共有 $10 \times 10 = 100$ 个子代。这个数字是否可以被突变体产生的后代数量打败呢？该突变体产生种子后，拒绝死亡。生存需要保留一些资源，所以该突变体不能像一年生植物那样产生同样多的种子。比如，它较为节制地产生了 9 粒种子，这样能够剩下足够的资源储备让它勉强度过冬天，进入春天。之后它再产生 9 粒种子。两年后，第一批的 9 粒种子又各自产生了 9 粒种子，从而共产生 $9 \times 9 = 81$ 粒种子。再加上尚存的 9 株植物，总数为 90。然后再加上突变体第二年繁殖的 9 粒种子和原始突变体本身，我们共得到 $90 + 9 + 1 = 100$ 个子代。这个数字不太令人印象深刻，不是吗？

颇费周折地做这个基本算术就是为了说明，终生单次繁殖比你想象的要更厉害。一年生植物只需要再挤出 1 粒种子（即 11 粒），就可以以 20% 的优势赢得比赛（$11 \times 11 = 121$）。

1954 年美国生物学家拉蒙特·科尔（Lamont C. Cole）注意到，利用这样的计算会得出一个矛盾的结论，即所有的物种都应该以一年生且终生单次繁殖的方式生存，但是情况当然并不是这样。这又是为什么呢？

如果你还和我一起在思考这个问题的话，那么你肯定正在找这里面的问题或在思考："啊，但是如果……？"这正是科尔悖论的关键所在。它立即让我们提问：但是如果并不是所有的种子都能存活下来呢？如果成年植物能够活过冬天的概率只有一半，那将又会如何呢？如果第二年成年植物可以生长得更好呢？就像本书第 2 章中佩托关于鲸鱼不患癌的悖论和第 6 章中自然选择容忍衰老、但又偏爱更年期的悖论一样，这一悖论让我们关注一个需要解决的进化的谜题。

科尔悖论的数学解决方案是一个非常简单的规则，但是自然选择为其设计的生物性解决办法虽然也遵守了这个规则，却是多种多样的，给人带来无尽的惊喜。这个规则是，重复性繁殖体要想击败终生单次繁殖体，其繁衍的后代数量与终生单次繁殖体繁衍的后代数量的比率，再加上重复性繁殖体母代在育种后的生存概率，结果必须大于 1。根据这条规则，要打败终生单次繁殖体最简单的方法就是，亲代在繁殖后永远存活（即存活概率＝1）。但是正如我们所看到的，生物界的现实是，繁衍后代总是要付出代价，这个代价通常会导致亲代的死亡。另外，终生单次繁殖体要扭转局势，就要比重复性繁殖体产生更多的后代，补偿正常的亲代存活的概率。正常亲代存活率越低，就越有利于单次繁殖体的进化。现在，数学计算做得足够多了！这一规则如何转化为实际生活才是问题的真正之所在。

我们在本书第 2 章中提到了塔斯马尼亚袋獾，这些可怜的袋獾感染了新出现的传染性面部肿瘤疾病，它们提供了一个可怕的例子，说明成年死亡率高可以有利于终生单次繁殖行为的进化。在该疾病出现以前，一旦达到性成熟，塔斯马尼亚袋獾在整个生命周期中就都在繁衍后代。但是，成年袋獾一旦感染了这个疾病，第二年它们的死亡率几乎是 100%。因此现在袋獾的繁殖行为早熟了些，因为它们在死亡之前只能繁殖一次。终生单次繁殖在这些袋獾中快速地演化，戏剧性地肯定了成人死亡率在其中起到的作用。这与科尔悖论的预测是一致的。它也展示了，当动物适应了新的环境，进化可能帮助它们免遭灭绝之灾。不过该物种是否能真正地在野外生存下来仍有待观察。

澳大利亚也是两种小型有袋类哺乳动物的家园，在这两种动物中，雄性都是终生单次繁殖体，但是有趣的是雌性并不是这样。例如在棕色阔脚袋鼩中，所有雌性会同时进入交配季节，一只雌性会与许多雄性袋鼩进行交配，最多能生出 8 个幼崽，它们的父亲有 4 个之多。这种交配系统让雄性袋鼩之间展开了激烈、持续的竞争，争夺交配对象。因此雄性的身体会产生过量的睾酮，血液中到处流动着皮质类固醇激素，导致它们为求偶交配，牺牲了维持身体机能的能力。雄性袋鼩会因为交配竞争，出现体重下降、皮毛脱落、免疫系统弱化等现象，它们身上到处是寄生虫，还出现了贫血症状，在交配季节过后就会死亡。雌性袋鼩的死亡率也很高，但是它们通常能够存活下来，产下多个幼崽。有趣的是，在几个袋鼩种群中，后代的雌雄比都是雌性偏高。自然选择已经算出平均来说哪一性别的物种繁殖成功率更高了。

棕色阔脚袋鼩和它们的同类亲戚奇怪的生命史是如何符合理论预测的呢？看起来雄性袋鼩终生单次繁殖很可能是因为怀孕的成年雌性袋鼩的死亡率较高导致的。这一高死亡率使得雄性袋鼩只与一只雌性交配存在风险，因此即便这样做的结果是致命的，但是雄性袋鼩还是更倾向于多次交配。故事中有个有趣的变化，那就是种群中有些个体已经有了更具适应性的变体。人们对一种名为迪布勒的袋鼩进行了研究。它们生活在西澳大利亚的两个岛屿上。研究发现，其中一个岛上有海鸟做巢，那里的土壤比另一个没有海鸟安家的海岛的土壤肥沃 18 倍。迪布勒袋鼩吃昆虫，在更肥沃的岛上有更多它们喜欢吃的食物。在那个岛上，雄性迪布勒袋鼩在交配后要比在更贫瘠的岛上的袋鼩状态更好。其中有些雄性就不再是终生单次繁殖体了。在土壤更肥沃的岛上，如果怀孕的雌性袋鼩的生存状况也更好的话，那么理论上就可以解释为什么在那里雄性终生单次繁殖也不太有利了。事实是否如此，还尚不可知。

毛鳞鱼是一种生活在亚北极区水域的海洋鱼类，它们在两种不同的环境中也有着不同的生命史。在开放水域产卵的雌雄毛鳞鱼都是终生单次繁殖，而在潮间带的岸边产卵的雌雄毛鳞鱼就不是。当这两种鱼都在相同的水族馆环境中生活时，这一生命史上的差异仍然存在，所以该差异可能具有遗传基础。根据终生单次繁殖的规则预测，在开放水域繁殖的生物成年死亡率一定高，这可能是由掠食性鱼类造成的，而那些在潮间带繁殖的鱼就会受到相对较好的保护。

我们倾向于认为，照顾幼崽是鸟类和哺乳动物所独有的现象，但是它在昆虫和蜘蛛中也时有发生，并往往偏爱终生单次繁殖。例如，雌性蜘蛛蟹会 40 天日夜守卫它们的卵窝，使其免受天敌的侵害，在此期间，它们的体重会下降 30%，足以防止它们进行二次繁殖。雌性日本驼峰蜈蚣生活在溪流旁的石头底下，它们会在那里守卫自己的卵直到孵化成功，因此日本驼峰蜈蚣出生后会吃掉它们的母亲，然后再离巢四散开去。这种行为增加了小蜈蚣的生存机会，不过却让它们的母亲更快地迎来了其不可避免的死亡结局。它们的母亲居住环境恶劣，即使不被吃掉，也可能很快就死亡。

环境因素导致的高成年死亡率是向终生单次繁殖演变的一条路线，但另一条路线只有以大爆炸的方式集中繁衍后代，产生出比重复繁殖更多的后代时才会被打开。这可以通过规模经济来完成。在汽车发展的早期，车辆由工匠小批量生产，与他们制造马拉车厢的情景非常相似。后来亨利·福特（Henry Ford）出现了。他的大工厂投资高昂，厂里生产线上的操作员待遇很好，但是通过规模经济，他能够以可接受的价格迅速制造出大量的汽车。这种生产方法的资本成本高，但是生产的单位成本低。许多生物都以类似的方式从单次繁殖中受益。太平洋鲑鱼就是一个典型的例子。

太平洋鲑鱼属于为数不多的、一生有一半时间都生活在海洋里的物种，在那里它们过着贞洁的生活，专注于吃食。例如，在海洋里银鲑鱼每天早晨一醒来就只有一个想法——"让我们去猎食"。这样的生活过了一年半，它们拥有了足够的脂肪，身体足够健康，可以进行繁殖了。然后银鲑鱼就会游向岸边，进入河流，但并不是所有的河流都可以。每条鱼都要找到自己出生的那条河流，向上游前进到达氧气充足的浅水处。那里砾石形成的河床为它们的卵提供了适宜的生存条件。地球的磁场会指导它们横跨海洋，在最后一程，它们似乎是利用了自己对于家乡水域的味道的记忆，找到了它们出生的河流。但是它们为什么要回家去，而不是游进最近的河流呢？

鲑鱼必须踏上艰苦的旅程向上游游去，它们逆流而上，沿路躲避掠食者。一些鲑鱼出生在海岸附近，不需要长途旅行，但是其他的鲑鱼可能得游上千里路，是真正的史诗之旅。河流越长，它们在出发前为旅程做的准备就必须越好。如果它们选择了一条对它们来说太长的河流，就会在到达繁殖地之前死亡。鲑鱼要最大限度地降低这种风险的唯一方式就是返回到自己出生的河流。即使是在河流中，小支流的繁殖地与宽广湍急水域中的繁殖地也大有不同，鲑鱼需要通过遗传获得特定能力来适应当地的条件。鲑鱼一代一代地重复迁移，后代会继承亲代能在正确的河流中选择正确地点的基因。自然选择淘汰了那些做不到这一点的个体，确保了进化过程磨炼了每个鱼群，使它们能够在自己回家的旅程中活下来，成功地在那里繁衍后代。

当鱼儿洄游时，河流里到处都是鲑鱼，从美洲原住民中的猎人到熊都来捕获它们。营养物通过掠食者的各种活动从鲑鱼身上转移到河岸，数量巨大，因此不列颠哥伦比亚省有鲑鱼经过的河流，两岸的植被都得到了滋养，并被永久性地改变了。这些掠食者的活动对成年鲑鱼的死亡率具有巨大的影响，仅凭这一点，就必须要青睐终生单次繁殖的演变。另外，对于那些能够成功回家的少数鲑鱼来说，它们在旅程中付出的努力是巨大的投资，只能通过舍命产出最大可能数量的卵才能获得补偿。终生单次繁殖的鲑鱼每单位体重产出的卵的质量比重复产卵产出的卵的质量还大。终生单次繁殖的鲑鱼卵的个头也较大。这些给了年轻的鲑鱼鱼苗更好的生存机会。

大西洋鲑鱼的迁徙生命史与它们的太平洋表亲很相似，但是大西洋鲑鱼是重复产卵体。导致这种差异的原因尚不清楚。太平洋鲑鱼和大西洋鲑鱼都付出了巨大的努力才迁徙到繁殖地点。待它们到达时，两种鲑鱼都遭遇了来自处于繁殖期的鱼类间的激烈竞争。因此，两种鱼的繁殖成本并没有明显的差异，也就不能解释为什么太平洋鲑鱼是终生单次繁殖，而大西洋鲑鱼却是重复产卵体。部分答案可能是它们在生命史上的差异并不像一开始时那么绝对。大西洋鲑鱼可以繁殖一次以上，尤其是雌性大西洋鲑鱼，它们经常这样做。但是能够重复繁殖的雄性鲑鱼则较为罕见。在一些河流中，实际上能设法返回到出生地的成年鱼类不足总数的 1/10。导致太平洋鲑鱼和大西洋鲑鱼存在差异的一个可能的原因是，迁移期间掠食者造成的死亡率。虽然目前还没有定量的比较，但是太平洋鲑鱼每年的回家之旅都会引发疯狂的竞争。这种情况似乎没有出现在大西洋海岸上。这可能意味着太平洋成年鲑鱼的死亡率要比大西洋成年鲑鱼的死亡率高得多。

雌性鲑鱼要竞争产卵地，雄性鲑鱼要竞争能够产卵的雌性鲑鱼。这在两性内部引发了战争。为此自然进化为它们准备了好战的钩爪。当鲑鱼从它们的海洋饲养场返家游向淡水时，原本用于进食的牙齿就会脱落，下颚变成突出的战争武器，长成一个叫作 kype 的钩子。雄性鲑鱼的下颚和 kype 尤其大。它们在激烈的战斗中会使用下颚和 kype，争夺至高无上的地位，有时也会因此而丧命。但是这样的争斗并不是雄性鲑鱼努力当父亲的唯一方法。即使在大西洋鲑鱼中也有性情平和的雄性鲑鱼。

事实上，在大西洋鲑鱼和太平洋鲑鱼（如银鲑鱼）中，雄性鲑鱼都可以被分为两个相当不同的类型：一种是洄游型、在海洋里长大、下颚呈钩形的彪形大汉型鲑鱼，另一种是个头更小、更年轻的类似于少年的鲑鱼。后者没有游到大海中去，仍然居住在淡水中，在那里逐渐达到性成熟。这些穿着短裤早熟的小情人被称为"纸牌杰克"。它们彼此之间也可能发生冲突，但是"纸牌杰克"并没有伤害其他鱼类的武器。相反，它们的交配策略是偷偷受孕。它们隐藏在雌性鲑鱼的巢附近，然后，等机会出现时——当雌性鲑鱼在它选择的伴侣的钩形鼻子下产卵的时候——它们就在那释放精子。

这些各不相同的雄性交配战略似乎都以自己的方式获得了成功。即使"纸牌杰克"躲开了海洋洄游需要付出的巨大代价，但是它们不能取代鹰钩鼻鲑鱼，因为它们要靠鹰钩鲑鱼诱导雌性产卵。所以如果洄游成功的鹰钩鼻鲑鱼数量变得稀少，"纸牌杰克"也就没了指望。鹰钩鼻鲑鱼还有一个先天的缺陷会限制它们的生殖成功。随着这些雄性鲑鱼的数量变得越来越多，它们之间的争斗会变得越来越频繁，这给了"纸牌杰克"相对的优势。因为银鲑鱼是终生单次繁殖，所以银鲑鱼中"纸牌杰克"①的寿命比鹰钩鲑鱼更短。在重复繁殖的大西洋鲑鱼中，"纸牌杰克"向海洋迁徙的脚步滞后，这增加了它们无法成功繁衍后代的风险。你看看它们就会发现，无论如何它们都无法逃避为繁殖付出的生存成本。

两种发挥规模经济优势的机会导致植物出现终生单次繁殖的现象：躲避种子的天敌和吸引授粉的昆虫。竹子靠风进

---

① 扑克牌中的 J 是英语 Jack（侍从）的缩写。

行授粉，某些品种的竹子可能会延迟开花长达100年或者以上，然后再一次性释放所有存储的资源，产生巨量的种子。竹子是草本植物，所以它们的种子和小麦谷物一样美味、营养。有了这样罕见、丰盛的食物，各种动物都会贪婪地吃个不停。如果竹子定期产生小批量的种子，那么每粒种子很快就会被吃光。但是竹子通过同步产出大量的种子，为天敌提供了膝盖深的食物让它们忙着吃，从而使自己的一些种子得以逃脱。人们尚不清楚竹子是如何实现同步开花的，但是它们似乎有某种内生的时钟，因为人们已经知道，一部分相同的克隆体竹子被种植在世界上不同的地方，它们会在同一年开花、死亡。大熊猫只靠终生单次繁殖的竹叶为生。据报道，当大熊猫不能从竹子死亡的地方到竹子不同步死亡的其他地区去的时候，这些生存遭受威胁的动物也偶尔会遭受饥饿之苦。

当周期蝉结束了它们在地下漫长的生长期，成千上万地冒出地面进行交配、产卵、死亡的时候，它们也和开花的竹子一样，为掠食者提供了同样营养丰富的食物。有些品种在地下待13年就出来，其他的会待17年后才会出来，但是这些不同品种的幼虫从来没有同时出现过。周期蝉通过在一个区域内同步出现使自己的数量淹没了它们的天敌。同时出现的周期蝉数量太多了，当它们死去时，腐烂的躯体使土壤中的氮含量飙升，为森林里的植物提供了所需的养分。实验已经揭示了周期蝉是如何实现同步的。调查人员使用人工方法让它们的宿主树额外增加了一个生长圈，在一年间创造了两个"春季"生长期，从而骗过了 17 年期蝉的若虫。周期蝉计数了它们所寄宿的树上的春季生长圈，等数到 17 时就齐声发出"出发"的声响。

在某些环境中，植物必须彼此竞争才能吸引传粉者来到它们的花中帮助它授粉，其中花开得最大的最具有吸引力。为了展示出花朵的盛况，植物需要存储资源并延迟繁殖，直到它有能力完成大爆炸式的开花，从而获得适合的较大的规模经济。百年生植物龙舌兰生长在墨西哥和美国西南部的沙漠，它是龙舌兰属中一些终生单次繁殖品种中的一种。在非洲肯尼亚山的亚高山区生长着巨型半边莲，在高大的安第斯山脉生长着普雅花巨大的药草。它们也都生长几十年，等长到非常巨大的时候，再把它们所拥有的一切化为一次盛大的花展。自然选择这样做是为了让它们能吸引当地的昆虫和鸟类。

终生单次繁殖虽不寻常，但却是具有启发性的生命史。它演示了繁殖的成本如何限制寿命以及环境中的条件如何让极端且矛盾的生殖行为得以进化。大多数生物都不是终生单次繁殖体，但重复繁殖体也要受到相同的进化力量的影响，这种力量可能会杀死抑或是保护生物个体，进而塑造它们的生命史。我们将在下一章中看到这些内容。

第 8 章
活得节奏快，死时年纪轻
步伐

> 每天晚上我在不同的城镇，
>
> 我是那种喜欢出行的人，
>
> 生活节奏快，我在奔跑，
>
> 我把握自己的机会，因为我死时年纪轻。
>
> 毒液乐团，《像天使一样活着（像魔鬼一样死去）》

活得节奏快，死时年纪轻是摇滚乐目空一切的生活哲学，它被反复地用文身墨水文在身上，印在那些英年早逝的摇滚乐歌手的讣告中。如果说摇滚音乐家本身就是个特殊的物种的话（也许他们确实如此），那么研究他们的生物学家肯定会记录下这一奇怪的巧合：许多摇滚乐手都死于 27 岁。卒于 27 岁的基因或是天赋似乎起源于蓝调吉他的鼻祖罗伯特·约翰逊（Robert Johnson）（1911—1938）。电吉他的先驱吉姆·亨德里克斯（Jimi Hendrix）（1942—1970）手捧接力棒，同样活了 27 岁。摇滚女王詹尼斯·乔普林（Janis Joplin）（1943—1970）在吉姆去世 1 个月后就离世了，也是 27 岁。两个人都比滚石乐队的布莱恩·琼斯（Brian Jones）（1942—1969）活得长，但也只是稍稍长了一点而已。大门乐队的吉姆·莫里森（Jim Morrison）（1943—1971 年）一年后也离世了，享年 27 岁。最近，英国的节奏蓝调手艾米·怀恩豪斯（Amy Winehouse）（1983—2011）在她 28 岁生日到来的前几个月也过世了。

根据记录，27 岁即卒俱乐部的死亡原因为士的宁中毒（约翰逊）、溺水（琼斯）、窒息（亨德里克斯）、海洛因过量（乔普林）、心力衰竭（莫里森）和酒精中毒（怀恩豪斯）。这个专属的死亡俱乐部至少有 40 个不太知名的成员。他们都是活得节奏快，死时年纪轻。摇滚音乐家骨子里明白，寿命的长短就是生命节奏和生命长度之间无情的权衡的结果。可悲的是，一些大煞风景的统计学家却无所事事，已经实际测试了关于摇滚音乐家早亡的假设，即他们往往卒于 27 岁。他们发现该模式与事实不符，至少英国流行明星不是这样的。不过，这项研究确实发现，音乐家二三十岁时的死亡率是整个人口的 2~3 倍，所以摇滚明星往往英年早逝的想法并不是空穴来风。

但是相对于其他哺乳动物，摇滚音乐家的生活却是令人痛苦得漫长、缓慢。按照体重比，一只独居的鼩鼱消耗热量的速度是摇滚明星的 25 倍。或者换句话说，一只和人体等质量的鼩鼱能够产生足够的能量，供 25 位来自滚石乐队、大门乐队、吉姆·亨德里克斯体验乐队的音乐家以及艾米·怀恩豪斯共同完成即兴演奏使用。鼩鼱是小型哺乳动物，迫切需要消耗足够的食物以维持这种高耗能的生活方式。它们必须每天进食两三次，每次进食的食物质量与自己的体重相同。12 小时没有食物可吃就足以让它们因饥饿而死。相比之下，人类光靠水就可以活上几周。印度社会和政治活动家圣雄甘地（Mahatma Gandhi）在 74 岁时还能连续禁食 21 天，并活了下来。

鼩鼱对食物的需要几乎永远难以满足有 2 个原因：体型小和偏好以昆虫为食。哺乳动物和鸟类是恒温动物，这意味着它们的生理条件决定了它们会保持恒定的体温。就像冬天让你的房子保持温暖一样，调节体温涉及让体内产生的热量与损失到外面的热量达到平衡。热量由身体的细胞燃烧葡萄糖产生，并通过皮肤表面的辐射损失掉。体型大小会影响这一热量平衡，因为随着体型的变大，热量产生和热量损失这一相对的过程会在规模上出现差异。

如果我们把身体想象为一个球形（比如说睡鼠或者某些歌剧演唱者的身形，再稍微加一点想象力的飞跃即可），那么就可以得出产生热量的细胞的总体积与身体半径的三方成比例，而热量辐射通过的表面积仅与半径的二次方成比例。假设有一个小球体，比如说它的半径为 2.54 毫米。还有一个更大的球体，其半径为 254 毫米。现在我们来比较一下这两个球体。小球体的体积与表面积的比率为 1 ∶ 1，但是较大球体的对应比率为 100 ∶ 1。换一种说法，小身材必须产生 100 倍于大身材的热量，才能达到相同的温度。这就是为什么鼩鼱很难保持温暖，而鲸鱼保持凉爽也有困难。

小型哺乳动物产生足够热量维持生命的唯一方法是使锅炉不断地燃烧。这适用于所有的小型哺乳动物，但是鼩鼱还有一个额外的状况：它们食用的昆虫的营养物质不是很丰富。以草种为生的小型啮齿动物的生活比食虫动物的生活更轻松，因为种子都是富含营养物质的化合物，如脂肪和淀粉。可以说食用草种的动物用瓦斯做饭，而食用昆虫的动物则是用蜡烛做饭，不过两者都是迫于小型的身体所限而不得不快速地生活。

大型动物如果以与小型动物相同的节奏生活，就会燃烧成火焰。如果鲸鱼以这种速度生活，那么它新陈代谢所产生的热量会让周围的海洋沸腾起来。这一现象并没有发生，因为随着体型的增大，机体新陈代谢的速度就会下降。鼩鼱的心跳速度惊人，每分钟超过 600 次，而大象的心跳速度为每分钟 25 次。 1908 年，德国生理学家马克思·卢讷（Max Rubner）（1854—1932）发表了关于新陈代谢速率与长寿之间的关系的研究结果。他相信自己的研究揭示了一个黄金规则：生命节奏快的动物，死时年纪轻。

卢讷测量了 5 种驯化的哺乳动物的代谢速率，按照体型的大小，从豚鼠到马依次排列，它们对应的寿命范围从 6 年

（豚鼠）到 50 年（马）不等。体型较小的动物的代谢速率比体型较大的动物的代谢速率更高，但是卢讷计算得知，当比较豚鼠和马在一生中使用的总能量的时候，短命的豚鼠和长寿的马每 28 克组织使用了大约相同的能量。当比较鼩鼱和摇滚明星时，这个规则似乎也是适用的。鼩鼱消耗能量的速率是摇滚明星的 25 倍，但它们通常活不到 1 年，所以摇滚明星的细胞只需要 25 年以上的时间就能燃烧掉同等数量的燃料，然后就进入了 27 岁即卒俱乐部。

卢讷新陈代谢的实验似乎表明，生命的长度可以通过某种对能源消耗的限制来确定。如果不同物种的个体一生当中可以使用的能量供给大致相同，那么能量持续使用时间的长短将取决于它被用尽的速度。卢讷的想法直观、吸引人。虽然我们现在明白了在衰老的问题上为什么机器的比喻具有误导性（见本书第 6 章），但是如果你把身体想象成为一台机器，它运行得越快，磨损得也就越快。即使我们接受了关于机器的这一类比，那么为什么能量应该被定量地配给或者细胞使用能量的能力为什么应该是有限的呢？

卢讷提出的生命速率假说得到了雷蒙德·佩尔（Raymond Pearl）（1879—1940）的大力推进，从而获得了进一步的发展。佩尔是一位颇具影响力的美国生物学家和统计学家，他出版的作品数量惊人，共出版了约 17 本书和 700 篇文章，分别发表在各类期刊中，从受人尊敬的《妇女家庭杂志》到奥博的《美国科学院学报》。他选择的主题也包罗万象，从癌症到甜瓜和家禽到人口增长。这些均来自佩尔深信不疑的理念，即无论什么问题，数字总会带来解决方案。不幸的是，他并不总是能够得到正确的数字或者总是能够正确地解释数字。对于那些指出这一点的人们，他会变得极其咄咄逼人。他犯下的最具灾难性的错误就是他对所供职的约翰·霍普金斯医学院的尸检记录做出了错误的分析。他错误地得出了结核病能够预防癌症的结论。这一分析导致几位癌症晚期患者注射了取自结核菌的物质。虽然患者最后都死亡了，他还是认为治疗取得了成功。

佩尔对数学很敏感，生命的长度和死亡率引起了他的注意。这并不奇怪，因为它们本身很自然地就会被量化。佩尔24岁时发表了关于死亡率的第一篇论文。佩尔去世1年后，他撰写的题为《生命持续时间的实验性研究》系列论文是他发表的第16篇论文。可见，佩尔一直在寻找生命和死亡法则的数学解决方案。1919年，他进入巴尔的摩约翰·霍普金斯大学医学院工作，但是仅仅在那里工作了3个星期，他就遭受了巨大的挫折。他所有为长期进行老化研究准备的研究材料、论文，甚至是实验小鼠都被实验室的大火毁掉了。灾难过后，佩尔重新振作起来，呼吁其他科学家帮助他补充他的研究资料，并转而研究果蝇，因为果蝇的寿命较短，能更快地得出结果。他继续推进了自己的研究工作。

但是佩尔的生活并不全都是工作。他还是一位活跃的星期六夜总会成员。这个夜总会的成员在讽刺作家兼记者 H.

L. 门肯（H. L.Mencken）位于巴尔的摩的家里闹饮欢宴。俱乐部的盾形纹章由香肠、龙虾、啤酒杯和小提琴组成，四周是洋葱和椒盐脆饼。俱乐部的音乐由当地音乐学院的学生演奏。佩尔也参与演奏，负责演奏法国号。虽然那并不是很摇滚，但也充满力量。有一次，俱乐部的乐团计划连续演奏贝多芬交响曲中的前 8 个。据说进入第五交响曲第一乐章时，佩尔的法国号"破音了"。按照佩尔的作风，他当时可能已经构思了管乐器死亡率的研究，或者至少是构思了关于他们乐队成员死亡率的研究。但是这似乎是少数他从来没有想过的统计研究项目中的一个。

当时还处于美国的禁酒令时期，所以星期六夜总会的啤酒是在门肯家的地窖里秘密酿造的。酒瓶在发酵的压力下，总是会爆炸。佩尔似乎是第一位调查酒精对死亡率的影响的科学家，他甚至还研究了酒精对秧苗生长的影响。他发现适度饮酒并没有缩短人的生命，该发现已经得到了比较近的研究的肯定。这些研究表明适度的狂喝豪饮可以延长生命。佩尔是最早向人们展示即使适度吸烟也有害寿命的人士之一。这让他得出了令人哭笑不得的结论：他要戒烟，喝更多的酒。

佩尔将其 1926 年出版的《酒精与长寿》一书献给星期六夜总会的成员。他们一定会很高兴地透过见底的啤酒杯底部阅读书中的结论。在禁酒令期间，这本书中的表述对于当局来说似乎是一个大胆的挑战，不过当时佩尔已经因独立的思考和见解而广为人知。在更具新闻性质的作品中，他经常用科学来揭穿人们错误的观念。佩尔甚至在 1925 年辛克莱·刘易斯（Sinclair Lewis）出版的普利策奖获奖小说《阿罗史密斯》中扮演了一个跑龙套的角色：小说虚构的同名男主角马丁·阿罗史密斯（Martin Arrowsmith）博士向雷蒙德·佩尔求助。在小说中，阿罗史密斯博士提供证据，证明他已经找到治疗黑死病的治疗方法。对此，佩尔旗帜性地对该证据的真实性持怀疑态度。

佩尔对果蝇和甜瓜的幼苗进行了实验研究，探寻生命速率与寿命之间的关系。和他的前人一样，他发现处在低温下的果蝇比那些处于温暖环境下的果蝇活得时间更长。受冻的果蝇不怎么动，所以佩尔断定减少活动就能够延长寿命。佩尔对自己进行的简单实验雄心勃勃，并坚信实验的深刻意义。他把甜瓜的幼苗种在黑暗、营养物质不足的地方。所以当他发现生长较慢的幼苗寿命较长的时候，他认为这一发现又一次证明了他提出的一般原则——活得节奏快，死时年纪轻。

在他撰写的《生命速率》（1928）一书中，佩尔总结说，所有证据都指向一个事实，那就是"生命的长度与生命速率成反比"。佩尔认为这是生命的普遍规则，它也解释了为什么人类的寿命存在差异。然而，他告诫那些读过或听过他题为《死亡生物学》系列演讲的科学领域的读者，关于人们的职业、他们消耗的能量和他们能活多久三者之间的关系的数据几乎是无法解释的，并不能用来证明这个理论。然而没过几年，他就很高兴地在《巴尔的摩太阳报》上刊登了一篇颇受欢迎的、题为《懒惰的人为何最长寿》的文章。佩尔本人只活到了 61 岁，不过我们可以打趣地说如果他再懒惰些，别写这么多废话的话，他可能会活得更长。

虽然佩尔推广生命速率假说时有些过于热情，但是其他领域也开始不断有支持该假说的证据出现。透过水蚤几乎透明的身体，人们可以见到它跳动的心脏，所以研究人员将水蚤放在保持不同温度的容器中生活，并计算这些微小甲壳类动物直到死亡来临之前的心跳。当然，生活在温度较低的容器中的水蚤的寿命比生活在温度较高的容器里的水蚤的寿命更长。温度的确与它们心跳的速率成正比——这又一次确认了生命速率假说。心率和寿命之间的反比关系也非常确切，就好像这些小生物从佩尔的书中抄袭了答案一样。更多关于其他不同物种的哺乳动物的代谢率的数据被收集了起来，填充了豚鼠和马之间的数据空白，进一步包括了更小和更大的动物，证明了马克思·卢讷发现的新陈代谢速率与长寿之间的关系确实普遍存在。

到 20 世纪 50 年代，生命速率假说看起来相当正确，而最大的问题是：是什么限制了生命中的能量消耗，进而限制了生命的长度呢？佩尔曾经认为，细胞内一定含有一些重要的分子，这些分子用尽了，生命就结束了。但是这些分子是什么已经远远超出了他的推测能力。1954 年，加州大学伯克利分校的邓哈姆·哈曼（Denham Harman）医生有了不同的想法。衰老的普遍性令他感到困惑。作为化工人员，哈曼曾在壳牌石油公司工作了 15 年，之后去了医学院，因此他完全具备从化学角度思考这个问题的条件。经过 4 个月的反复思考，他终于想到了这个问题的答案。

哈曼提出，限制寿命的并不是像佩尔推测的那样，所谓某种化合物被消耗殆尽。限制寿命的是在代谢过程中产生的由特定类型的分子引起的累积性损伤。罪魁祸首是称为自由基的分子。每当糖与氧相结合释放化学能量时，就会产生自由基。在化学中，这种反应被称为有氧呼吸，是一种被高度控制的燃烧过程。有氧呼吸就像空气中所有的燃烧一样，会产生危险的副产物。这种想法可能只有像哈曼这样曾在石油公司工作过的化学家才能想得到。这可能也是为什么在他1956 年发表了这篇论文近 10 年后，这个想法要么被不懂化学的生物学家忽略，要么被他们嘲笑。20 多年后，这个想法开始引起人们的注意，然后便成燎原之势火了起来。

自由基是带有不成对的电子的小分子。电子是带负电荷的粒子，喜欢与其他物质结合，这使得自由基非常容易发生化学反应。邓哈姆·哈曼认为，在细胞中制造麻烦的那类自由基包含氧原子和不成对的电子。氧自由基具有造成损害的潜力，因为它们会附着在细胞中的分子上，氧化它们，阻止它们执行重要的生物功能。家用漂白剂是一种氧化剂，对生物物质或电视广告中所称的顽固污渍具有一些类似的效果。把自由基想象为细胞内带有氧化力量的物质，你就能够初步想象出它们可能造成的损害。氧自由基几乎可以损害细胞中任何重要的分子，包括脂肪、蛋白质和生成脱氧核糖核酸（DNA）和核糖核酸（RNA）的核酸。对脱氧核糖核酸的损害会随着年龄逐渐积累。但是正如一些科学家所争论的那样，这种损害是否就是引起老化的最重要的原因呢？人们至今还不清楚。

哈曼的自由基老化理论填补了生命速率假说中缺失的那部分。两种理论咬合在一起，就像是一台高效运转的机器上已经上好了油的齿轮一样，运行良好。生命速率假说提出，从本质上说，寿命的长短会受到代谢产生的有害影响的限制。将生命这台机器的运行速度设定为每分钟 600 次，死亡将很快就会到来。让大型哺乳动物的生命节奏慢下来，死亡收割者将会推迟到来。自由基理论解释了生命速率如何对寿命造成那样的影响。有氧呼吸是与魔鬼的约定：没有它，你肯定不能活命，但是有了它，你也不能永远地活着。你生命的火焰燃烧的每一卡路里也拨旺了你葬礼的火堆。奇怪的是，这并不是一个新的想法。威廉·莎士比亚写过一首十四行诗，诗中他将年老比喻为发光的火的余烬：

> 它在青春的寒灰里奄奄一息，
> 在惨淡灵床上早晚总要断魂。

到 20 世纪末，这两种老化理论已经有效地成为了一个理论。生物学家已经把润滑良好的生命机器的边边角角都探索了一遍，在分子层面上揭开了它的生命机制。1969 年人们在细胞中发现了一种酶，它能够把最强大的氧自由基转化为危害较小的分子。这种酶被命名为超氧化物歧化酶（SOD）。这成为哈曼的自由基假说的一个重要转折点。人们还发现了许多其他的抗氧化剂，包括更多的酶和从水果和蔬菜中获得的一些膳食抗氧化剂小分子。这种对抗自由基的细胞防御性军械库得到了可获得的最高权威的认可，即自然本身的认可，也就是哈曼所认为的，自由基是危险的。然而，也许这种认可应该也敲响了警钟。如果细胞天然就能很好地防御自由基，那么这表明哈曼关于自由基能够造成潜在的威胁的想法是正确的。但是对于自由基对老化造成的实际影响，哈曼的想法可能就不正确了，因为也许大自然已经解决了这个问题。

与此同时，生物学家们在田野调查的环境中更仔细地研究了某些动物身上代谢率和寿命之间的关系。那些动物似乎没有按照雷蒙德·佩尔的理论发展。1991 年，哈佛大学的史蒂文·奥斯塔德（Steven Austad）和凯瑟琳·费舍尔（Kathleen Fischer）注意到，大多数符合已知代谢率和寿命之间的关系的物种都是陆生、胎盘哺乳动物。有没有符合该关系的其他种类的哺乳动物呢？蝙蝠的寿命约是同体型陆生哺乳动物的 3 倍，而有袋哺乳动物，如袋鼠和负鼠的寿命却大约比同体型陆生哺乳动物短 20%。那么根据生命速率假说，蝙蝠的代谢速度应该比寿命较短的陆生哺乳动物慢，有袋动物的新陈代谢速度应该更快，才能与它们较短的寿命保持一致。奥斯塔德和费舍尔发现实际情况与上述推测存在着很大的差距。蝙蝠的代谢率与那些体型大小相似、寿命较短的陆生哺乳动物相差不多。而有袋动物的代谢率却低于由其体型和生命的长度得出的预期代谢率。不仅如此，很多种类的蝙蝠和有袋动物会通过冬眠保存能量，但是并没有证据表明它们的生命因此而变得更长了。相对于蝙蝠，鸟类显示出更多违背该假说的模式，它们比陆生哺乳动物更长寿，但是它们的代谢率却是陆生哺乳动物的 2 倍或者以上。

推翻生命速率假说的最后的致命一击是由若昂佩德罗·德·马加良斯（JoãoPedro de Magalhães）在哈佛大学发出的。他收集了各种动物的寿命，创作了名为《年龄记》的数据库。撰写本书时，该数据库已经包括了超过 4 000 个物种的寿命资料。2007 年，研究人员全面分析了《年龄记》中的数据，结果显示，如果不考虑动物的体型大小，在鸟类或胎盘哺乳动物中寿命与代谢率之间没有相关性。这距离马克思·卢讷所做出的开创性研究进入快速发展时期几乎过了整整一个世纪。换句话说，佩尔关于生命速率的假说建立在一个假的前提上。他所认为的寿命和代谢率之间存在的关系实际上是代谢率与体型大小之间的关系造成的；此外，他能够研究的物种范围有限也影响了该假说的可靠性。

但是，佩尔整理的支持生命速率假说的实验证据有什么重要意义呢？没有比这更好的了。像佩尔进行的那种简单的实验可以产生真正深刻的影响，但是佩尔的结论过于简单，因为他忽略了实验结果可能有其他的解释方法。在实验中他降低了果蝇的生存温度，但是他忘记了在温度降低的条件下，所有生物过程往往都会减慢。因此，在低温环境下，果蝇的两个过程——活动性和死亡率——都减缓了，但是这并不能证明其中一个过程的减慢将导致人们在另一个过程中观察到减慢的现象。降低温度可能减慢了一些未知的、与活动性并不相关的衰老过程，却可能是果蝇实验中导致果蝇寿命更长的真正原因。这被称为"第三变量问题"。正如我们已经看到的那样，佩尔和许多其他研究人员在分析代谢率和生命长度之间的关系的时候都因此出现了问题：在这个例子中，第三变量是非常明显的体型大小问题。

拿佩尔的甜瓜实验来说，实验是在高度受限的、人造的环境下进行的，因此其最深远的发现也仅在于在饥饿条件下，用尽有限的资源进行生长的速度决定了幼苗存活时间的长短。回想一下本书第5章描述的更近期的植物实验。实验结果显示快速生长提高了死亡率，但这只在有压力的条件下才会发生。"如果时机不好，活得速度快，死时年纪轻"，这并不是佩尔正在寻找的普遍的规则，但是它确实暗示了到现在一直被我们忽视的重要的东西：环境条件及其对寿命的影响。

生命速率假说已死。代谢率不能决定寿命的长短。但是与代谢速度相关的体态大小似乎真的会影响寿命的长短，所以让我们更深入地看一看。正如我们在本书第 2 章中所看到的，体型的大小会影响寿命的想法可以追溯到古希腊哲学家亚里士多德，但是对于"更大的动物寿命更长"这一规则有一些明显的例外。这些例外包含了很多有用的信息。例如，裸鼹鼠是小型啮齿类动物，它的寿命比最大的啮齿目动物水豚的寿命长 2~3 倍。顾名思义，鼹鼠生活在地下，在那里它们得到了很好的保护，躲过了许多掠食者（但还是逃不过去某些蛇类）。这种生活方式似乎与地下哺乳动物的寿命普遍更长有关。

我们已经指出，通常蝙蝠和鸟类的寿命比同体型大小的非飞行性动物的寿命更长。飞行以及其能保护飞行动物免受掠食者的侵扰是否能解释上述差异呢？要验证这个假设，最好的例子就是研究不能飞行的鸟类。在进化过程中，它们为了获得较大的身体，丧失了飞行的能力。这种进化的转变在岛屿上曾单独发生过几次。生活在这些地方的鸟类在人类和老鼠到达之前并没有天敌。渡渡鸟就是其中一个例子。渡渡鸟是标志性的灭绝动物，它们如火鸡般大小，是一种不能飞行的鸽子，生活在印度洋上的毛里求斯岛。失去飞行的能力会缩短这种鸟的寿命吗？我们并不知道渡渡鸟的寿命有多长，但是现今仍存活着两种大型鸟类，人们已经测量了它们的寿命。鸵鸟的体重可以长到超过 90 千克，在圈养状态下它们的寿命可以长达 50 年。以鸵鸟的体型大小来说，50 年对于动物来说是个相当长寿的年龄，但是对于鸟类来说就很平常了。非洲灰鹦鹉体重仅为 0.5 千克，但是它的寿命至少和鸵鸟一样长。另一种可供我们比较的鸟是鸸鹋，它可以重达 36 千克，但其寿命却只有 17 年左右。它的寿命与旅鸽相似，但是后者的体重只有 70 克。显然，体型大小并不是一切，飞行的能力似乎真的延长了寿命。

除了体型大和能隐藏在地下或飞行以外，与较长寿命有关的其他特征还包括：使动物难以下咽的化学防御物质、冬眠、哺乳动物生活在树上以及像乌龟那样的身体盔甲。这些不同的特征告诉了我们什么呢？统一的解释似乎是体型大小和其他特性综合起来对寿命产生了积极的影响。它们都能保护生物免受天敌的侵扰。值得注意的是，1957 年乔治·威廉姆斯（George C. Williams）发表了一篇关于衰老演变的论文，文中他准确地预言了这样的模式。不过当时几乎所有的人都相信存在缺陷的生命速率假说是对的。

威廉姆斯的论点是这样的：自然选择会偏爱那种留下最多后代的生物，所以为了计算任何特定类型的生物会留下多少后代，可以将寿命分成几个年龄段，代表接续的年龄。把每个年龄段产生的后代数量加起来即能得出答案。这是一个很简单的想法，但是我要引入一个隐喻，进一步解释其中一些重要的复杂难解之处。

一列带车厢的火车代表寿命，每节车厢就是一个生命时期。（我可以说每个年龄都是一节车厢，但是我不会这样说！）火车的前部是发动机，代表生命的少年期。发动机本身不能搭载乘客，但是它的运行状况对在后面车厢内的所有乘客的命运至关重要。如果把乘客想象成后代，你就可以看到，如果发动机坏了，后面的后代也将无处可去。我们感兴趣的是火车或者寿命会有多长，因此让我们先假定发动机没问题。对于那些没有离开车站的发动机，影响寿命长短的自然选择和我们一样，对它们并没有兴趣，因为坏的发动机后面是没有后代的。

运行正常的发动机后面是一列共有10节车厢的列车，通过相当脆弱的链条彼此相连，随时都会断裂。第1节车厢代表年龄最小的成年人阶段，第10节车厢代表最老的成年人阶段。这列火车的司机就是自然选择，开车前它让客人/后代进入所有这10节车厢内。在到达下一站之前，如果一个链条断开了，那么坐在这节车厢后面的所有的后代（让我们不再使用乘客的比喻）就会全部丢失。如果你负责为这样的火车安排乘客位置，同时想在到达下一站时尽可能多地留住后代，那么你会把后代分配到哪几节车厢里去呢？

这个问题很容易回答：使用较年轻的车厢，躲开较老的车厢。第10节车厢代表最古老的年龄层，被丢失的风险最大，因为它与发动机之间还有其他9节车厢和10个脆弱的链条。如果每个链条发生故障的可能性相同，那么坐在最后1节车厢的后代不能成功到达下一站的风险是第1节（最年轻）车厢的10倍。彼得·梅达瓦尔曾推断，对于自然选择来说，年纪较大没有多少重要的意义，因为它对下一代做出的贡献非常小。梅达瓦尔做出这个推断凭借的正是与上面的论点一样的论点。

对于我提出的问题，你可能会这样回答："我会把自己所有的后代都放在第 1 节车厢里。"如果可能的话，这将是最安全的选择，但是车厢的空间有限，你有很多后代要上车，所以你将不得不把它们分散开来。现在的问题是，你会冒险将后代放在离发动机很远的车厢吗？答案将取决于链条脱落的风险有多大。如果这种风险高，那么你可能把这辆火车当成很短的火车，只把后代放在前几节车厢里。列车的长度短就像是寿命短。如果风险较低，那么能安全载客的车厢数量就会更多，列车和它代表的生命的跨度也将会更长。

现在要完成这个比喻，我们需要揭示这些不可靠的链条所代表的成人的外部死亡风险。"外部"只意味着风险源不受生物体本身的控制，不过生物体可以躲避、逃跑或是通过纯粹的体重保卫自己。现在让我们从隐喻回到现实，我们看到了为什么威廉姆斯会预测，高成人死亡率偏爱短暂的寿命而较低的死亡率偏爱较长的寿命。

这里响起了警告的哨音。在你冒险穿过铁道之前，有人会告诫你，要上上下下看好铁轨，然后才能过去，免得我上面隐喻中提到的列车在穿过小山的时候失去控制，撞到你。我描述了决定生命长度的进化过程。虽然自然选择会以带有目的的、以目标导向的方式选择要在多少节车厢内载客，但是这个想法带有误导性，不应该只按字面上的意思去理解。自然选择在如何装载车厢的问题上是盲目的，在后代们安全到达目的地以后它才会计数它们的数量。事实上，世界上有1 000辆、100万辆或10亿辆列车，那些交付最多后代的列车在下一站将会被复制，而比最佳列车长度更长或更短的列车则会在被遗忘的铁路侧线慢慢地、极不光彩地停下来。

请比较生命速率假说与刚刚描述的死亡率假说。两者之间的一个重要的区别是，后者非常明确地阐述了自然选择如何决定了生命的长度，而前者在这个问题上保持着沉默。死亡率假说预测，生命史类型是一个连续体，从两世代迅速加速、短寿命的快速列车到在各代的车站间从容不迫运行的、长寿命的慢速列车不等。生命速率假说预测，生命的长度与代谢率成反比。但是人们发现有些动物寿命长，新陈代谢快，如鸟类。这一发现驳斥了上述预测。死亡率假说提出的"活得快速，死时年轻"确实是一种生命的规则，但是"快"或者"慢"指的不是代谢速度，而是指由增代时间计量的生命周期的速度。按照这个定义，蝙蝠和鸟类平均的生命速度比陆生哺乳动物更慢，而不是更快。

检测死亡率假说存在一个问题。你可能已经想到了：死亡率更高的群体寿命会更短，难道不是一定会这样吗？是的，所以要检验该假设是否正确，正确的检测方式不仅要表明成人死亡率与生命的长度存在相关性，而且还要表明进化对死亡带来的影响做出了反应，已经改变了衰老。

测量野生种群衰老的速率需要在较长周期内收集许多个体的详细信息，因此这些数据比简单的寿命统计数据更难获得。不过现有的鸟类和哺乳动物的数据确实显示，正如所预测的，死亡率高的群体衰老的速度更快，增代时间相同的陆生哺乳动物与鸟类衰老的速度相同。这些结果表明，如果平均来说陆生哺乳动物比鸟类的生活史节奏更快，那么一定是因为哺乳动物的增代时间平均较短，而这一定是因为哺乳动物成年死亡率平均水平高引起的。

到目前为止，死亡率假说尚无大的漏洞，但是正如我们在现在已经被放弃的生命速率假说的例子中所发现的那样，相关性可能因其诱惑性而具有误导性。如果能有一些实验证据来佐证就很好。果蝇一如既往地配合研究。果蝇实验是在284毫升的玻璃瓶里进行的，就是那种用来卖牛奶的瓶子。每个瓶子里放置了标准质量的食物以及固定个数的果蝇卵。这些卵会孵化成微小的幼虫。它们大口吞食食物时，会穿过食物培养液。一个星期后幼虫长成，它们爬到瓶子的侧面，贴在玻璃瓶上化成蛹。蛹壳里发生着非凡的变化，幼虫的组织变成了黏性物质，重新排列成成年果蝇的复杂结构。再过一周，这个惊人的变形就完成了，成年果蝇出现了。

你可能认为，这听起来像是个简单的实验系统，没有什么可以出错的地方。但是问题的关键是设计出的实验要能够就实验问题给出一个明确的答案，即使那是一个看似直截了当的问题，如"外部成年死亡率的增加会不会缩短寿命呢"？

困难就在于要排除那些讨厌的、隐藏的第三变量。例如实验者可以从一套瓶子里挑出一些果蝇，提高其死亡率。但是这样做将降低接收瓶中的果蝇的群体密度。这在有意提高死亡率的同时，无意中导致了果蝇拥挤程度意外地降低。如果果蝇的寿命受到了任何影响或者没有受到影响，那么这背后的原因可能是果蝇群体密度的变化，也可能是死亡率的变化，抑或是两者综合作用的结果。

　　过去研究人员在解释某些实验结果时，也受到了这类问题的困扰，所以直到20世纪末所有的实验漏洞才被填补起来，死亡率假说也才真正地接受了明确的测试。实验人员每周两次从瓶子中挑出一些果蝇，每次挑选完以后，他们会不断加入新的果蝇以维持果蝇的群体密度。在低死亡率处理中，果蝇有64%的机会可以存活一周；而在高死亡率处理中，果蝇存活一周的机会就只有1%。超过50个世代的果蝇参与了实验，大约相当于人类的1 000年。经过这么多世代以后，接受高死亡率处理的果蝇的寿命会不会已经演变得更短呢？为了回答这个问题，实验人员把果蝇从实验环境中取出来，让它们在新的瓶子里产卵，然后测量这些新生果蝇在100天内的自然死亡率。在这个实验里，果蝇的群体密度也通过用新果蝇替换死亡的果蝇来保持不变。最后计数果蝇时，"外来"的果蝇因眼睛颜色的差异与被测试的果蝇区分开了。

　　正如死亡率假说所预测的，虽然选择的50个世代的果蝇带来的变化相当小，但是由于应用了外部的高死亡率，果蝇的寿命急剧缩短。受到高死亡率处理的果蝇的平均寿命只有约 4.5 天，比那些处在外部死亡率低很多的条件下的果蝇低了 7%。处在高死亡率条件下的果蝇也改变了它们的产卵模式，它们达到产卵高峰的时间比处在较低死亡率条件下的果蝇要早。

暴露在高死亡率环境中的果蝇寿命较短。在短短 50 个世代内，这似乎不太可能是新的、晚发型的突变累积导致的。相反，自然选择一定是偏爱较早繁殖的遗传变异。正如我们在本书第 6 章中所看到的，繁殖常常要求生物体放弃日后的生存，因此暴露在高死亡率环境中的果蝇较早进行繁殖可能导致它们的寿命缩短了。杂草的寿命当然也是用这样的方式适应高死亡率条件的，因为植物中没有单独的体细胞，也就排除了梅达瓦尔关于衰老的突变理论。

所谓杂草就是"长错地方的植物"，在大多数情况下，这都是随意贴上的标签，因为谁有权力决定什么是"错误的地方"呢？但是，"杂草"这一标签是非常好的指标，让花匠对这些植物施加了外部死亡率。有研究比较了两种非常平常的杂草的寿命——千里光和繁缕，结果发现在英国几个精心除草的植物园中，这些物种的寿命比生长在自然栖息地的相同物种的植物明显缩短了不少。园丁似乎在无意中进行了杂草实验，通过应用更高的外部死亡率，他们选择了开花较早、寿命较短的杂草。

适应不同的死亡环境似乎可以解释为什么两种龙胆花的

花期会存在差异。这两种龙胆花直到最近才被认为是分属不同的种类。其中一种是早龙胆，它在春天开花，生活在放牧活动密集的地方，在那里它可以在短短14周内完成一个生命周期。另一种是秋龙胆，生活在地势更高、干扰更少的牧场，它在第二年的秋天开花。对这两种植物的遗传学研究发现，它们非常相似，确实应该被归为一类品种。似乎短命的早龙胆只是秋龙胆的一种形式，它的生长环境由于放牧变成了高外部死亡率环境，使它进化为寿命更短的龙胆花。这一发现对于植物保护具有重要的意义，因为以前人们认为早龙胆是极少数可以被认为是不列颠群岛独特的（地方性）植物物种之一。即使不再是地方性独特的物种，但是人们也发现早龙胆是西方长得最快的龙胆。英国的植物学家或许能从中得到些许安慰。

关于寿命不断演变以适应当地条件的其他例子大量存在于动物以及植物中。史蒂文·奥斯塔（Steven Austad）证明了生命速率假说与有袋动物和蝙蝠的代谢率相矛盾。他发现了一个例子，可以被看作是大自然就成年死亡率对寿命的影响所做的实验。在南美工作时，他注意到他在那里研究的负鼠似乎以惊人的速度变老了。"我会先抓几只负鼠，它们看起来很棒，是健康的成年负鼠。3个月以后我会再抓它们，它们看起来很老，身上长了寄生虫，患有关节炎和白内障。它们的身体正在垮掉。"高捕食率是否造成了负鼠的快速老化呢？奥斯塔想到，如果他能找到一群被保护的负鼠，它们多代都不受其掠食者的侵扰，那么他就可以检验下面的预测是否正确，即生活在外部死亡率较低环境中的动物衰老的速度更慢。所以他要寻找到一个岛，岛上有负鼠但是没有大型掠食性动物。最终他在萨佩洛岛找到了自己想要的一切，该岛离乔治亚海岸大约 8 千米远。

以前人们通过对萨佩洛岛上的动物群的调查已经发现，岛上没有大型掠食性动物，如美洲豹、狐狸和美洲山猫。奥斯塔注意到的第一件事是，岛上的负鼠没有表现出正常的躲避掠食者的行为。生长在大陆的内陆负鼠是夜行动物，但这里的负鼠白天就会出动，在地上打盹，而不会像内陆负鼠那样，总是费力地藏到地下洞穴去。捕获、标记和放生这里的负鼠很容易。随着数据开始慢慢地累积，奥斯塔很高兴地发现，和他监测比较的内陆负鼠相比，岛上负鼠的衰老率大约是前者的一半。内陆负鼠只繁殖 1 次，产生一大窝幼崽；它们很少会进行第 2 次繁殖，即使再繁殖，成功率也比较低。萨佩洛岛上的负鼠生下的幼崽数量较少，但是它们经常会进行第 2 次繁殖，生育力也没有损失。这种差异和外部死亡率假说所预测的正好吻合。

活得速度快，死时年纪轻——由此可以推论，活得速度慢，死时年纪老——成为所有生物生存必须遵从的规则。活着的速度与代谢的速度有很少或没有关系，但是它与增代的速率有密切的关系。该速率由成年生活的危险性决定。人类的生命速度非常缓慢，即使是按照我们灵长类动物闲散的标准来说也是如此。为什么进化会削弱我们，让我们如此懈怠呢？死亡率假说会预测，原因一定是我们早期的祖先有能力摆脱高成年死亡率，而对于哺乳动物这个群体来说，高成年死亡率是个典型现象。灵长类动物是树居动物，这种生活方式与所有树居的哺乳动物拥有更长的寿命有关。因此，我们人类一开始就有这个优势，后来我们的祖先放弃树居生活时，我们仍然带有这一优势。在哺乳动物身上发现的另一种共有模式是，具有更大的大脑的物种活得更久。因此我们生命速度缓慢也一定与我们的机智不无关系。我们的机智也是我们人类能够在延长寿命中获得最大飞跃的原因：在过去的 200年中，人类的寿命翻了 1 倍。现在我们有没有足够的智慧和科学力量去胜过提托诺斯，永远保持年轻呢？

第 9 章
永远年轻
机制

愿你的双手永远忙碌

愿你的脚步永远轻盈

愿你的根基牢靠

当变故横生之时

愿你心中永远充满快乐

愿你永远唱响音乐之声

愿你永远年轻

鲍勃·迪伦（*Bob Dylan*），《永远年轻》

鲍勃·迪伦为他的孩子写下了这段著名的歌词。从年龄的角度来看，青春灵活、无瑕疵之美是一件奇妙的事情，也许对父母来说尤其如此。没有什么比刚从生殖种系中踏荒而来的儿童所具有的纯洁更能真切地提醒我们，能将时间的流逝重置的生物力量是多么的强大有力。随着我们逐渐老去，我们的躯体必须承担早年繁殖力引起的不断累积的后果。这是多么残酷啊！

几个世纪以来，哲学家都梦想着找到一种青春的药剂，让他们能永远年轻，却没有人去稍稍了解一下什么是衰老，或者它又为什么会发生，所以他们没有征服衰老的丝毫希望。而现在我们不仅明白了生物机能如何退化，而且还知道了为什么会退化。这些科学知识给了我们新的希望，还是只是悲剧性地重新点燃了人类长期的妄想呢？

在罗伯特·海因莱因（Robert Heinlein）的科学小说《玛士撒拉的孩子们》中，一名 19 世纪的百万富翁艾莱·霍华德发现自己得了早衰症，因此他用自己的财富创建了一个基金会，研究如何延长人类的寿命。霍华德死后，基金会执行了育种计划，找出长寿家庭的后代，鼓励霍华德家族的成员与他们结婚。在这样结合的家庭中每出生一个孩子，夫妇二人就会得到金钱奖励。奖励计划一代一代地继续着，直到故事开始时，霍华德家族的成员虽然表面看起来很正常，但是他们的自然寿命已经超过了 200 岁。因此他们不得不对具有正常生命周期的朝露似的普通人群隐瞒自己的真实年龄，但这变得越来越困难。当他们中的一些人透漏了自己的真实年龄的时候，朝露似的普通人却拒绝相信这种非凡的寿命是世代选择性繁殖的结果。他们指责霍华德家族自私地隐藏了长寿的秘诀。朝露似的普通人想要快速解决老化的问题，他们并不相信这样的方案并不存在。

这种情况与我们目前在寿命的科学研究中所遇到的情况

类似。如果你有幸能够遗传长寿基因的话，那么你就可以拥有有利于长寿的基因。此外，只要对蠕虫、苍蝇和小鼠的长寿基因进行操纵，那么它们也能拥有更长的生命。进化延长了某些物种的寿命，也缩短了某些其他物种的寿命。这是非常清楚的。我们人类已经从这一自然选择的过程中受益，因为我们比任何其他灵长类动物活得都更长。在过去的两个世纪里，经济、社会和医疗的进步已经使人类平均寿命的增速接近每小时 15 分钟。不过，我们对这样的进步仍不满意，想要获得能够阻止衰老的药剂。

在今天，保健食品商店内的各种膳食补充剂已堆积如山，它们含有抗氧化剂或者含有其他声称或者暗示能够减缓衰老的物质。邓哈姆·哈曼本人在他原来 1956 年的论文中提出，给细胞加入抗氧化剂分子可能能够减少氧自由基造成的损害。这些分子可能会清除氧自由基。这一想法超越了它所处的时代，在 60 年以后人类仍旧无法证明用于抗氧化膳食补充剂的数十亿美元是物有所值的。众多关于抗氧化膳食补充剂（如维生素 A/C/E 和 β - 胡萝卜素）的有效性的临床试验都未能显示出补充剂能带来的任何明显的益处。在某些情况下，试验甚至暴露出这些膳食补充剂存在健康风险。

由于抗氧化剂天然存在于均衡的饮食中，所以这些试验得出的一个结论可能是，自然界已经能够完全解决自由基的问题。此外，我们现在知道，氧自由基不仅仅是代谢产生的危险的副产品，而且实际上它还具有很多重要的功能，例如，自由基在生物的生长和发育过程中以及免疫系统中起到了重要作用。邓哈姆·哈曼的基本思想是氧自由基可能有害，这是正确的。但是现在很清楚的是这些远不是全部。生物体内部可以调节氧自由基引起的损伤量或氧化应激的量。当涉及生物学领域内的机制问题的时候，情况就会变得很复杂，一向如此。

导致情况变得复杂的一个原因是，有各种各样可以处理氧化应激的方式，似乎不同的生物处理的方式各不相同。例如，海蛤号称是动物长寿命纪录的保持者。一项研究发现，海蛤的一些组织产生的氧自由基的量比寿命更短的硬蛤少，但是另一些组织就不是这样。同样的研究还发现，海蛤的氧化应激耐受力比硬蛤更强。但是研究也发现，两种蛤之间在抗氧化酶（如超氧化物歧化酶）活性方面并没有什么差异。寿命较长的物种比寿命较短的物种耐受氧化应激的能力更强，但究竟为什么会这样，人们还不清楚。

小小的穴居动物蝾螈，也被称为人鱼。它只有手指大小，却能存活 1 个世纪。它们体内的抗氧化剂水平并不是异常得高。啮齿动物中的玛土撒拉——裸鼹鼠也没有任何特殊的保护以对抗氧化应激。氧化作用给它们的脱氧核糖核酸和蛋白质造成的损害水平已经积累至高位。尽管如此，它们的寿命仍是最健康的老鼠的 10 倍。它们似乎通过防止受损细胞增殖来耐受这种高水平的应激力。对氧化应激假说来说，最具破坏性的是有实验室实验表明，通过控制基因操控小鼠和线虫的抗氧化剂水平，能够影响它们体内的氧化应激水平，但是这对动物寿命的长短没有任何的影响。

初看起来，这一证据似乎彻底否定了氧化应激可能影响寿命的说法。但是实验室实验有自己的限制，我们以前遇到过，不应该忘记这一点。遗传实验发现了能够延长线虫寿命的基因。这些早期的遗传实验似乎表明长寿基因在延长线虫寿命的同时，没有对其造成任何负面的影响，它们也无需为繁衍后代付出任何代价（见本书第2章）。但是后来人们发现，当线虫在比培养皿更天然的条件下生活时，长寿的突变体会被寿命较短的野生型线虫快速取代。所以据此类推，这表明在实验室环境中，高水平的氧化应激力不会损害生物的存活水平是一回事，但是要表明这个理论在野生环境下也是适用的则是另一回事。

鸟类是一种特别有趣的模型，可以用来测试抗氧化剂对野外生存状况的影响。有一类被称为类胡萝卜素的抗氧化剂，会为某些种类的动物的羽毛提供红色、橙色和黄色的色素，因此这些动物需要大量的类胡萝卜素。类胡萝卜素也是蛋黄颜色的来源。尽管类胡萝卜素很重要，但是所有动物都缺乏生物化学途径来自己产生类胡萝卜素。因此和维生素一样，这类物质必须从饮食中获得。鸟类和其他动物一样，在两性中雄鸟的颜色更明亮鲜艳（例如，想想艳丽的雄孔雀和土气的雌孔雀），雌鸟在交配时最挑剔。那么在使用类胡萝卜素给它们的羽毛上色的物种中，雄性羽毛的鲜艳度有没有可能就是体内抗氧化剂水平的标志呢？雄性是否借此向雌性传递信息，让它们据此为自己的后代选择最佳的父亲呢？

类胡萝卜素只是弱抗氧化剂，雄鸟可能会利用这类物质的色彩属性表明它们是非常理想的交配对象。虽然这种想法很吸引人，但是却是一个很容易被推翻的假设。这就是为什么普通黄喉鸟的实验结果会那么令人着迷了。普通的黄喉鸟是小型栖息型鸟类，夏季在美国大部分地区都可以看到它们。雄性普通黄喉鸟的喉咙上有一块特别明亮的黄色斑块。有人专门研究了纽约奥尔巴尼附近的黄喉鸟，结果发现，最健康的雄性黄喉鸟的黄色斑块是最鲜艳的，它们更受雌鸟的偏爱。对于这一受测的假设来说，最重要的是黄色斑块更明亮的雄性黄喉鸟，它们脱氧核糖核酸的氧化损伤水平较低。那些脱氧核糖核酸损伤水平较低的黄喉鸟更容易熬过冬天。

研究还发现抗氧化剂的水平与其他野生鸟类种群的生存有关。每年家燕都会从欧洲的巢穴开始艰苦的迁徙，它们横跨撒哈拉沙漠飞到非洲南部，在那里过冬后再本本分分地回到北部的同一个巢穴。一项针对 3 只意大利家燕迁徙进行的为期 5 年的研究发现，血液中抗氧化剂水平较高的雌雄家燕的寿命比抗氧化剂水平较低的家燕的寿命长得多。对与欧洲家燕密切相关的美国家燕的研究也已发现，在繁殖季节里，家燕的繁殖成功率与类胡萝卜素的浓度相关。

"一只燕子不成夏天"，这句话说得很好。但是这些实地研究可能会给氧自由基假设判死缓或者暂缓执行死亡的判决。这些研究也让我们停下来，思考一下衰老的原因是否可能归结为单一的机制，还是因物种的不同而有不同的多种机制。

正如所有与衰老有关的基本问题一样，1957 年 G.C. 威廉姆斯就这个问题提出了自己的看法。他的想法值得我们了解，因为他做出的很多预测都被证明是正确的。他认为"衰老应该永远是一种普遍的退化，并且从来不是主要由某个单一的系统的变化导致的"。如果我们再次使用寿命列车这一比喻，那么就可以理解他的推理过程了。请回想一下，每节列车车厢代表生命期间连续的年龄层。最靠近发动机的车厢最年轻，再往后，每节车厢都逐级变老。我们在前文中，假设所有车厢间的链条断裂的概率都相同。该概率代表外在原因导致死亡的风险。现在我们把这个假设的条件放宽，承认链条本身的构造也将对断裂的概率造成一定的影响。事实上让我们假设，每个链条都是由一条链子构成的，上面共有 4个连接点。

这 4 个连接点中的每一个点就像是不同的生物系统，每一个都对活过一定的年龄至关重要。例如，第 1 个连接点可能代表免疫系统，第 2 个代表抗癌性，第 3 个代表抗氧化应激性，第 4 个代表有效的胰岛素信号传导。整个链条的强度由它上面最薄弱的环节决定，所以车厢要平安跑完全程，所有的连接点都必须足够稳固，这样列车才能平安到达。现在让我们假设，链接构造中所用的金属逐渐变薄代表衰老。在较为年轻的各个车厢中，每个连接点都粗壮、结实，但是那些较老车厢间的链接使用的钢材却是越来越薄，因为我们已经知道，较老车厢内的后代对未来后代做出的贡献极其有限，所以自然选择很少或没有意愿去维护它们。

现在让我们与维护人员来到轨道上，检查火车中部的链条出现了什么情况吧。这些车厢代表中年，自然选择开始对它们失去了兴趣，但仍然可以勉强让它们物尽其用。哦，看！4个连接点中的1个比其他3个弱得多。我们检查了其他几列火车，毫无疑问也是这样。4个连接点中最先变弱的总是同一个点，即抗氧化应激性。

如果维修人员受到自然选择的指挥，那么他们应该怎么办呢？显然，最佳的策略就是加强最薄弱的环节来解决这个问题。这就是威廉姆斯理论的精髓：如果任何一个重要系统先于其他系统开始变弱了，那么自然选择就会加强这个系统。抵抗氧化应激的防御力量的存在就证明了这一点。自然选择发明了超氧化物歧化酶和其他机制来解决这个问题。该解决方案虽不完美，却能让氧化应激不至于成为导致衰老的唯一的、普遍的原因。任何总是先于其他连接点停止工作的重要的连接点都将得到自然选择的持续关注。然后，在生命中的某个时刻，自然选择完全失去了力量，一切都走向死亡，只能听之任之。这就是为什么在医学百科全书中都提出不论是什么样的疾病，最大的风险因素几乎都是患者的年龄。原因就在于衰老。

就我们想找到一种能够"治愈"衰老的生命灵药的想法而言，这一论点有着重要的影响。如果衰老仅为单独的一件事，那么治愈也许还是有可能的，但情况并不是这样。它是多个系统普遍的衰竭。因此，我们的进化遗产允许我们做的最有益的事情就是延长列车的长度、延迟衰老；我们不能完全不让它发生。最终，除了生殖系统以外，一切都会衰老和死亡，所有已知的长寿突变体也不例外。

有科学家认为，通过一次解决一个系统，衰老就可以被一点一点地逐步征服。对于有些动物来说，衰老显然是可以被忽略的，如海蛤或者洞螈。这些科学家将它们作为证据，证明逐步征服衰老应该是可能的。就我个人而言，我想说我宁愿做人类，过短暂的一生，也不愿意做只洞螈，度过漫长的一生。但这是恶意中伤。真的是这样吗？权衡交换是普遍现象，几乎可以忽略的衰老不可能是没有缺陷的。

乐观主义者相信衰老是可以被治愈的，奥布里·德·格里（Aubrey de Grey）提出了最有说服力的观点。作为英国剑桥大学中的另类，他成为科学作家乔纳森·韦纳（Jonathan Weiner）传记作品中的重要人物。德·格里将他的做法描述为"可忽略衰老工程策略（SENS）"。他的目标是要找到修复累积性损害的方法，因为正常的细胞修复的效率会随着年龄的增长而降低。德·格里认为7种类型的损害需要修复。其中2种是由损害脱氧核糖核酸的突变引起的，包括触发癌症的突变；还有2种涉及各种各样的细胞问题；再有2种是有毒聚集体累积的结果，如在阿尔茨海默病患者的大脑中观察到的斑块；第7种是由像类胶原这样的分子通过交联，不断降解引起的。白内障和关节僵硬这两大健康问题都与年龄相关，都是由最后一类损害导致的。这7种类型的损害包含大量的亚类型，每个亚类型可能都需要有自己的修复方案。例如，最近人们通过对乳腺癌的研究发现，乳腺癌包括10个单独的疾病，每个都有各自的遗传学特征，对治疗的反应和死亡率也各不相同。如果真的有可能的话，这将需要多少种单独的解决方案来"治愈"衰老呢？对此，我们根本不知道。

阻止旧细胞分裂的机制就提出了一个巨大的挑战。有些衰老的细胞死亡了，但是那些幸存下来的细胞会"不作为""吃回扣"。"不作为"是指没有了继续分裂的能力，它们就不能帮助修复组织。"吃回扣"是指它们会毒害周围的其他细胞。1961年列奥那多·海弗利克（Leonard Hayflick）发现了这一细胞衰老的现象，他最初表示怀疑，而后变得很兴奋，因为这似乎正是导致衰老的一个明显的原因。海弗利克发现，通过40~60次复制，他可以在实验室内相当成功地培养出人类细胞。但在那之后，细胞就筋疲力尽，拒绝分裂了。这个极限就以其发现者命名，被称为海弗利克极限。至于是什么阻止了细胞的分裂目前仍是一个未解之谜，但是无论如何，似乎都有一个滴答的时钟，在为人类健康生活的时间设置上限。

20世纪70年代和80年代人们逐步揭示了这个时钟的身

份和它的工作机制。原来这是一个涉及脱氧核糖核酸复制的结构，该过程在每次细胞分裂时都会发生。人类细胞中的脱氧核糖核酸分子非常薄且长。如果伸展在一条线上，单个细胞中的脱氧核糖核酸的长度为 15~23 厘米，将这样的分子装进微小的细胞是大自然令人惊叹的纳米工程。细胞中的超螺旋脱氧核糖核酸被称为染色体，每个人类细胞中都有 23 对染色体。

染色体脱氧核糖核酸的复制过程在到达分子的末端时就会出现问题，往往会突然停下来，留下松散的末端，像是旧毛衣上被拆了线的袖子。真核生物在进化的初期通过在每个染色体的任一端放置一个被称为"端粒"的帽子解决了这个问题。伊丽莎白·布莱克本（Elizabeth Blackburn）和她的合作者先后在耶鲁大学和加州大学伯克利分校开展研究，发现了端粒的结构。研究发现，端粒是由 6 个重复的碱基的脱氧核糖核酸序列组成的。端粒不会使染色体末端在每次被复制时变短，但是它们可以通过替染色体中的基因挨剪，防止染色体中的基因被剪切掉。每次细胞分裂时，染色体子细胞的端粒就会变短。当然端粒最终将被剪为一个结节，那时细胞就失去了分裂的能力并进入所谓的复制性衰老状态。

想象一下，复制脱氧核糖核酸留下的松散末端的问题已经作为一个工程挑战交给你来解决。如果你能解决，就会永远年轻。如果你和 20 亿年的进化过程一样聪明，那么你可能会把端粒作为一个解决办法。你会自豪地向天上的诺贝尔奖委员会提出自己的方案。他们会说："请等一下！你要如何处理生殖系统中的细胞？当你的卵子和精子细胞的端粒到达缓冲区时，它们会像其他的细胞一样停止分裂。"那么你就不可能永生了！

　　当然，肯定有解决方案。这个解决方案是 1985 年由卡罗尔·格雷德（Carol Greider）发现的。格雷德是伊丽莎白·布莱克本的研究生。她发现了一种称为"端粒酶"的酶。它能够修复生殖细胞中的端粒，让其在脱氧核糖核酸复制期间恢复到原始的长度。 2009 年伊丽莎白·布莱克本、卡罗尔·格雷德和杰克·绍斯塔克（Jack Szostak）分享了诺贝尔生理学奖或医学奖，以表彰他们在端粒领域取得的成果。所以，现在我们知道了，端粒这个时钟在为细胞分裂倒计时，而端粒酶保证该时钟在生殖细胞中一直处于时间倒流的状态。这一说法有没有解释衰老的原因并解决有限寿命的问题呢？一段时间以来，它似乎是解决了上述问题，向海弗利克和其他人表明，复制性衰老限制了生物的寿命。也许 G.C. 威廉姆斯真的就错了一次。你在本地的药店里就能发现一个标有"端粒酶"字样的药瓶，里面就是长生不老药。但是不要指望它能有效。

　　问题——就像只有《银河徒步旅行者指南》的作者道格拉斯·亚当斯（Douglas Adams）猜测的那样——出在小鼠身上。在《银河徒步旅行者指南》一书中，地球是一个由小鼠设计的行星大小的计算机。小鼠们建造了地球就是为了找到神秘的问题，这个问题的答案是42。好，与此同时，小鼠也纠正了我们关于复制性衰老的假说。小鼠的细胞系是永生的，不过上次我查看的时候（见附录），小鼠本身还是一样会死的。有了氧气和新鲜的营养，小鼠的细胞就可以在实验室中无限地复制；它们没有表现出海弗利克极限，因为它们的体细胞含有端粒酶，其端粒的长度最长可以达到人类细胞端粒长度的10倍。无论是什么将小鼠的寿命限制在了4年，都不可能是复制性衰老。如果复制性衰老没有限制小鼠的寿命，那么它为什么要在其他物种中这样做呢？

所以这是另一个假说。与生命速率假说和氧化应激假说一样，一眼看去这个假说似乎为生物体衰老的一系列问题提供了一个明显的、一般性的解决方案。但是当比较不同的物种时，这些假说就会分崩离析。G. C. 威廉姆斯一定在他的坟墓里笑了，我们应该会在他的墓碑上看到"我早告诉你会这样"的字眼吧。

但是从每个被推翻的假说的灰烬中总会冒出新假说的枝杈。我们现在需要解释，为什么小鼠的体细胞内含有端粒酶，而人体细胞内却没有。这里有几条线索。第一，所有的癌细胞都会产生端粒酶。第二，如果你在培养皿中给人类细胞添加端粒酶，那么海弗利克极限就会消失，细胞可以无限制地进行复制。由这些线索推出的假说为，人类缺乏端粒酶是一种进化适应，它降低了人类罹患癌症的风险。请回忆一下本书第2章中提到的佩托悖论：小鼠和人类具有相似的癌症发生率，尽管人类拥有非常多的细胞，而且在人的一生中细胞复制事件比小鼠在其短暂的一生中的细胞复制事件更多。从这一点我们可以推断，在体型更大、更长寿的动物体内一定有一些非常好的制动系统来控制失控的细胞分裂过程。关闭体细胞产生端粒酶是不是就是其中的一个制动装置呢？看起来答案几乎是肯定的。

在比较 15 种不同的啮齿类动物的端粒酶活性以后，人们发现它在物种之间的差异很大，该差异与身体大小相关，与寿命无关。例如，东美松鼠和美洲河狸的最大寿命相近，分别为 24 年和 23 年。但是河狸的体重却是东美松鼠的 40 倍，其端粒酶活性仅为后者的 13%。

似乎大体型动物升高的癌症风险通过端粒酶活性的减弱被抵消了。自然选择似乎已经在不同的哺乳动物谱系中多次做出了单独的调整。端粒酶能够引发癌症，激活它要付出巨大的代价。要想让体细胞中的端粒酶几乎完全停止活动，身体的临界体重只能维持在约 900 克。

端粒的长度因物种而异，但并不是像人们以为的那样——端粒的长度决定了某个物种通常可以达到的寿命。在没有端粒酶的情况下，端粒随着细胞的每次分裂不断变短，直到它们变得太短了，细胞就达到了海弗利克极限并停止了分裂。初始时端粒越长，细胞分裂的次数就必须越多，才能达到极限，引发复制性衰老。因此，如果说复制性衰老的发生限制了生命的长度，那么你就会认为长寿物种的端粒比短寿物种的更长。事实上，人们见到的却是相反的模式：在哺乳动物中，端粒长度与寿命成负相关。像我们人类这样长寿的哺乳动物的端粒较短。这些观察结果表明，短端粒得到了进化的机会，因为它们是进一步的制动装置，用以防止长寿物种罹患癌症。当然这个制动装置将仅在自然选择已经关闭端粒酶的物种中发挥作用，因为端粒酶会防止端粒在每次细胞分裂时变得更短。

因此，由短端粒引起的复制性衰老可能真的在较长寿的物种的衰老过程中发挥了一定的作用。如果真是这样的话，那么它将成为衰老的进化理论所预测的突变的双重作用的实例。有些机制会在生物的青年期预防癌症。而复制性衰老就是生物在后期生活中要承受的这些机制带来的负面影响。短端粒会带来这样的惩罚性后果吗？研究人员已经在几种野生鸟类中进行了测试，得到了高度一致的结果。在高山雨燕、美国树燕、欧洲寒鸦和南部巨型海燕中，红细胞染色体中端粒更长的个体的存活率高于那些端粒更短的个体。人们还在犹他州 60 岁或 60 岁以上的人群中观察到其死亡率与白细胞的端粒长度有类似的关系。相对于拥有长端粒的老人，那些端粒短的老人因患心脏病死亡的概率是前者的 3 倍，因感染而死亡的概率是前者的 8 倍以上。

端粒长度与存活的关系可以是直接的、间接或既是直接的也是间接的。例如，如果短端粒影响了通过细胞分裂产生对抗感染的新的白细胞的速率，那么它可能会直接影响生物对感染的敏感性。端粒长度可能同时也是其他衰老过程的间接标记，如氧化应激。人们发现，端粒复制对氧化应激比对染色体其他部分的复制更为敏感，这种敏感性可能会导致端粒变短。

从 2003 年最先发表的犹他州老人的研究开始，到今天已经出现了成千上万个类似的研究。不过在 2011 年人们通过对这些研究展开的综述发现，只有一小部分研究足以从中得出确定的结论。仅有 10 项关于人类死亡的研究达标，其中只有一半显示端粒长度与存活率之间具有相关性，而另一半显示没有相关性。虽然从鸟类得来的证据让人觉得端粒长度理论很有前途，但是影响人类端粒长度的因素可能太多了，使其无法成为有用的衰老的生物性标志物。这些影响因素有很多，例如你出生时父母的年龄、你的健康状况、你是否吸烟、是否服用多种维生素或饮酒以及你的社会经济地位、身体质量指数、性别和种族群体等。另一项研究发现，在老年阶段，你的样貌与实际年龄的相符程度也是死亡率的预测因子。鉴于此，和你最好的朋友坦率地喝一杯咖啡，任何隐藏在你端粒长度上的信息都不太可能不被你的好友发现。

端粒长度是否是健康水平和死亡率的预测指标呢？——这可能取决于你是一只老鼠，还是一个人，抑或是一只八哥——毫无疑问，你的组织中如果没有缓慢地聚集衰老的细胞，那么你的身体状态会更好。然而，最近人们发现，在被基因技术适度改造的小鼠身上，衰老细胞可以通过靶向用药，被选择性地去除。去除衰老细胞不仅减缓了这些小鼠在脂肪、肌肉和眼组织等部分的衰老过程，甚至还逆转了已经发生的损害。同样值得注意的是另一项研究成功诱导了已经衰老的人类细胞。它诱导人类衰老的细胞进行分裂，结果产生的干细胞不仅具有和原来一样的端粒长度，而且也能免受其身体遗传下来的上千种疾病的困扰。这些研究是否预示着奥布里·德·格里所梦想的，人类将最终消除衰老呢？还没有。如果你是一只有远见的老鼠，且当你仍然是个受精卵的时候就通过基因工程做好了准备的话，你应该只申请能够清除衰老细胞的药物治疗。可能有一天，利用衰老细胞产生干细胞会有助于年老时修复细胞组织，但目前仍有很长的路要走。

德·格里的"可忽略衰老工程策略"计划听起来很像是科幻小说，但谁又知道未来会是什么样子呢？小说《玛士撒拉的孩子们》中长寿的霍华德家族乘坐宇宙飞船离开了地球，躲避"朝露们"对他们的迫害。在另一个星球上经历了冒险之后，霍华德家族的一些成员决定最好还是回到地球，因为那儿能给他们带来归属感。他们不愿意留在一个外星人的世界。当他们在近75年后再次回到地球时，他们发现在他们走后，人类已经取得了显著的进步。"朝露们"已经发明了一种延长人类寿命的技术。

在第1章中我曾承诺，我会在你的脚下展现现代科学所理解的衰老和长寿的马赛克，这不仅限于人类，也包括植物和动物。现在让我把所有的片段组合起来，告诉你如何将它们拼成像威斯敏斯特修道院内中世纪伟大的甬道上那样宏大的图景。该图景源于一大堆悖论。关于衰老和长寿的一切都始于一个谜题。当你第一次打开本书的时候，在你心里的某个地方可能就有这样的疑问："为什么我们不能活得比现在更长呢？"对于一些人来说，这个问题很难轻易释怀，于是它只能终结于阿尔科生命延续基金（Alcor Life Extension Foundation）[①]的冰柜里。在那里，一个对本书的销售情况不利的消息是，熄灯后没有人会再阅读图书了。

从历史上看，这个问题正好搞错了提问的方向，因为地球上的生命开始时都是微小、短暂的生命，并以这样的状态持续了 20 亿年。延长生命的第一步就是从单细胞生物进化到细胞的集合体，继而形成能够自我更替和修复的多细胞生物体。令人感到讽刺的是，直到物种的生命变得复杂、长久时，它才可能担心自己生命短暂的问题。

接下来是进化力量的悖论。它将我们从泥潭中救起，但看起来似乎又无意或无力阻止衰老和死亡，让我们不得不又重返泥沼。对于此，"尘归尘，土归土"的表述具有引人注目的对称性，足以令诗人得到满足，但是它却不能让务实的科学家止步，因为他们能想到更好的方法做事情。自然选择为什么只盲目地关注能够持久的特性，却让成功穿越生命危险的有机体最终只是腐烂，然后悄然逝去呢？自查尔斯·达

---

① 阿尔科生命延续基金是美国最有影响的一个提供人体冷冻技术的非牟利机构，现在是美国最大型的人体冷冻服务的供应商。

尔文发现自然选择以后，科学界近1个世纪都没有找到答案。然后彼得·梅达瓦尔和其他几个人才意识到答案在于生物个体逐渐变老后，它们对后代的贡献也在逐渐变少。自然选择在其年老时就退休了，这让破坏细胞和干扰身体维护的突变在生物个体的晚年不断积累下来。更疯狂的是，如果这些相同的突变有益于生物体生命早期的繁殖活动的话，自然选择实际上还是偏爱这些导致衰老的突变的。

在自然选择忍受衰老肆虐的铁规中只有两个例外的条款。这两个例外的条款并不违背自然选择的规则，它们是对自然选择的适应。第一个例外是有些生物随着年龄的增大，后代数量反而会逐渐增多。某些鱼类、龙虾和巨蛤以及许多植物都可以这样，因为随着年龄的增长，它们的身体也变得越来越大，这使得它们能够繁衍越来越多的后代。这类生物至少可以生存1个世纪。拿植物来说，有些能活几千年，因为它们也从第2个例外条款中获益。

对于大多数动物来说，从解剖学意义上看，产生精子和卵子的生殖细胞与身体的其他细胞或体细胞并不相同。生殖细胞和体细胞的差异允许自然选择在生命的后一阶段放弃维持体细胞，而又不会损害生殖细胞。然而，植物和群居动物的生殖细胞与体细胞并没有什么不同，所以，当它们变老时，自然选择会继续保卫它们免受突变的破坏性损害。因此，虽然它们中的许多个体也会衰老，有些个体的寿命也非常短暂，但是这些生物可以非常、非常的长寿。

植物因生殖系统和体细胞的统一而受到保护，它们不会像动物那样因突变的不断积累和导致衰老的突变的双重作用而受到伤害。但是携带"摆脱衰老"卡的有机体经常选择不使用它，而是会像罂粟那样迅速开花、死去。这似乎很奇怪，或者很不客气地说是很不领情。这其中的根源在于这些短命的植物所处的生存环境。如果生存条件就是这样，年复一年的存活率都较低且不确定，那么自然选择就会优先考虑较早开始进行大量的繁殖，把握住结果。繁衍后代总是有成本的，在极端情况下，这个成本可能就是早亡。太平洋鲑鱼十分了解这一切。

成年个体面临的外在死亡风险会影响自然选择是偏爱短暂的生命还是长久的生命。一列挂着车厢、带着脆弱的连接点的火车的隐喻清楚地解释了为什么会飞行的动物、生活在洞穴中的动物和通过有毒物质或身体装甲保护自己免受掠食者侵扰的动物比没有这些特点的动物活得更久。然而，在细胞层面上解释为什么一些物种比其他物种衰老得更快则十分棘手。一个又一个可能正确的假说接二连三地被提出来，最后一旦比对所有的证据就会发现它们缺乏普适性。然而，就衰老并没有单一的原因这个问题来说，是能够用进化论解释的。那就是在自然选择完全失去对生命的控制的那一刻起，任何事情都可能发生，一切都不受控制。在那一刻来临之前，自然选择修复了最薄弱的环节，确保细胞功能不易受到故障的损害。

我把最奇怪的悖论留到了最后，因为从实际角度来看，它可以说是一个最重要的、却经常被遗忘的悖论。它就是：尽管事实上人类的衰老问题并没有被征服，但是自1840年以来人类的平均寿命一直得到了巨大的增长。在过去的170年里，每过1小时，人类寿命就增加15分钟。虽然成人的健康状况有所改善也是其中一部分原因，但是这主要是由于婴儿死亡率的下降带来的。这些措施已经推迟了衰老的发生，但是并没有击败它。如果不需要从根本上改变衰老就取得了这么多进步的话，我们需要问问自己，通过像"可忽略衰老工程策略"这样的项目或进一步改善老年人的健康水平是否能更长地延长人类的寿命呢？

较富裕国家人口的平均寿命比较贫穷国家人口的平均寿命高，但是财富与寿命的关系不是线性的。联合国发展计划署的数据表明，随着个人收入的增加，比如从最贫穷的非洲国家年个人收入几乎为零，到土耳其年个人收入10 000美元，预期寿命就会从40岁急剧上升到70岁左右。超过了这一收入水平，每年额外增加10 000美元的收入对改善平均寿命的作用会越来越小。原因不仅在于进一步改进会变得越来越困难、成本越来越昂贵，而且还在于另一个经济因素也开始发挥作用了，即人口中个人收入的不均。

在美国50个州里每个州最富有和最贫穷的公民个人收入差距各不相同。收入差距最小的那些州往往预期寿命最高。国家与国家之间也有同样的趋势。日本的贫富差距为全球最小，那里的预期寿命也是全球最高的。瑞典在这两个方面都稍稍落后于日本，而葡萄牙、美国和新加坡在发达国家中收入差距最大、预期寿命最低。在这些趋势中值得我们注意的是，它们与财富本身无关。葡萄牙的人均收入是美国的一半，但两国的贫富差距都很大，这也解释了为什么它们在预期寿命方面的表现都很差。

为什么收入不均在发达国家会以这种方式影响寿命是个复杂的问题，有其政治、经济、社会心理和生物方面的原因。如果说在这个意想不到的发现中有什么好消息的话，那就是你不需要是个生物学家也能尽一份力。而这，亲爱的读者，就是生命的精髓。

附录
本书提到的物种的学名

本附录给出了本书提到的物种的学名以及该物种以年为单位计算出的典型和/或已知的最长（括号中显示）寿命。动物的数据主要来自《年龄记》（*AnAge*）数据库。横线表示寿命未知。

通用名	学名	寿命（年）
非洲灰鹦鹉	*Psittacus erithacus*	50
高山雨燕	*Apus melba*	6（26）
亚马逊树	*Cariniana micrantha*	1 400
美洲海狸	*Castor canadensis*	23
美洲鳗鱼	*Anguilla rostrata*	15（50）
旅鸫	*Turdus migratorius*	17
大西洋鲑鱼	*Salmo salar*	13
秋龙胆	*Gentianella amarella*	0.25~1.5
香脂冷杉	*Abies balsamea*	＞80
竹	Bambusoideae	（120）
家燕	*Hirundo rustica*	16
桦树	*Betula* spp.	100~200
美洲黑熊	*Ursus americanus*	（34）
弓头鲸	*Balaena mysticetus*	（211）
毛叶蕨	*Pteridium aquilinum*	（700）

通用名	学名	寿命（年）
狐尾松	*Pinus longaeva*	（4 789）
棕色袋鼩	*Antechinus stuartii*	1（5.4）
牛蒡	*Arctium minus*	2
毛鳞鱼	*Mallotus villosus*	10
水豚	*Hydrochaeris hydrochaeris*	10（15）
龙舌兰	*Agave americana*	25
繁缕	*Stellaria media*	< 1
黄喉地莺	*Geothlypis trichas*	（11.5）
蟹蛛	*Lysiteles coronatus*	—
石炭酸灌木	*Larrea tridentata*	（约 11 000）
斑袋鼬	*Parantechinus apicalis*	>3（5.5）
渡渡鸟	*Raphus cucullatus*	—
旱龙胆	*Gentianella anglica*	0.3
北美灰松鼠	*Sciurus carolinensis*	（24）
北美圆柏	*Juniperus virginiana*	（300）
北美香柏	*Thuja occidentalis*	80（1 800）
鸸鹋	*Dromaius novaehollandiae*	16.6
欧洲鳗	*Anguilla anguilla*	10~15（88）
月见草	*Oenothera* spp.	2~3
大红鹳	*Phoenicopterus roseus*	（44）
毛地黄	*Digitalis purpurea*	2
淡水珍珠贻贝	*Margaritifera margaritifera*	（250）
果蝇	*Drosophila melanogaster* 和其他物种	0.3
象拔蚌	*Panopea generosa*（syn.*P. abrupta*）	（169）
巨型半边莲	*Lobelia telekii*	40~70
野滥缕菊	*Senecio vulgaris*	< 1
瓜栗树	*Euclera undulata*	（约 10 000？）
硬蚌	*Mercenaria mercenaria*	68（106）
银鸥	*Larus argentatus*	（49）

通用名	学名	寿命（年）
蜂后	*Apis mellifera*	（8）
工蜂	*Apis mellifera*	<1
家鼠	*Mus musculus*	（4）
人类	*Homo sapiens*	66（122）
人鱼或是洞螈	*Proteus anguinus*	（100）
寒鸦	*Corvus monedula*	（20）
日本驼鹭	*Anechura harmandi*	1
虎鲸	*Orcinus orca*	500（100）
科西棕榈	*Raphia australis*	30
田凫	*Vanellus vanellus*	（16）
长叶车前草	*Plantago lanceolata*	1~2
拉波德氏变色龙	*Furcifer labordi*	0.4
马来西亚蚱蜢	*Pyrgauchenia tristaniopsis*	0.2
地中海实蝇	*Ceratitis capitata*	0.1
墨西哥星棕	*Astrocaryum mexicanum*	123
毛蕊花	*Verbascum thapsus*	2
裸鼹鼠	*Heterocephalus glaber*	25（31）
线虫蠕虫 *	*Canenorhabditis elegans*	0.06
海蛤	*Arctica islandica*	100（405）
鸵鸟	*Struthio camelus*	（50）
乔治香槐	*Afrocarpus falcatus*	（650）
太平洋鲑鱼	*Oncorhynchus kisutch*	3
周期蝉	*Magicicada* spp.	13; 17
伏翼蝙蝠	*Pipistrellus pipistrellus*	（16）
美国黄松	*Pinus ponderosa*	300
罂粟	*Papaver* spp.	<1
普雅花	*Puya raimondii*	80~150
大鼠	*Rattus norvegicus*	3.8
南部巨型海燕	*Macronectes giganteus*	（40）
欧洲蓟	*Cirsium vulgare*	2

通用名	学名	寿命（年）
胖婴鱼	*Schindleria brevipinguis*	0.16
纳米比亚嗜硫珠菌	*Thiomargarita namibiensis*	—
贝叶棕	*Corypha umbraculifera*	30~80
塔斯马尼亚袋獾	*Sarcophilus harrisii*	2
阿拉伯芥	*Arabidopsis thaliana*	0.12
双色树燕	*Tachycineta biocolor*	（12）
美洲山杨（克隆）	*Populus tremuloides*	（10 000）
结核分歧感菌	*Mycobacterium tuberculosis*	—
幽门螺杆菌	*Helicobacter pylori*	—
弗吉尼亚负鼠	*Didelphis virginiana*	2~3（6.5）
北美乔柏	*Thuja plicata*	> 1 000
野胡萝卜	*Daucus carota*	2~3
野草莓	*Fragaria vesca*	3~10
柳	*Salix* spp.	55（85）
梧莱米松树	*Wollemia nobilis*	> 350
紫杉	*Taxus baccata*	> 1 000

* 在线虫门纲中有数万种已知的蠕虫物种，当然还有更多未描述的物种，但是在这里我使用"线虫"这个通用名仅指这一个物种。

参考文献

第 1 章

1. *Night is the morning's Canvas:* E. Dickinson, *The Complete Poems of Emily Dickinson*, ed. T. H. Johnson (Little Brown, 1960), 9.

2. *An inscription in Latin:* R. Foster, *Patterns of Thought: The Hidden Meaning of the Great Pavement of Westminster Abbey* (Jonathan Cape, 1991), 3.

3. *the jawbone of King Richard II:* R. Jenkyns, *Westminster Abbey*, Wonders of the World (Profile, 2006), 216.

4. *"I did kiss a Queen":* S. Pepys, *The Diary of Samuel Pepys* (vol. 3, p. 357, February 23, 1669), ed. J. Warrington (Dent Dutton, 1953), 521.

5. *"What, thought I, is this vast assemblage":* W. Irving, *The Sketch Book of Geoffrey Crayon, Gent.* (New American Library, 1961), 177–78.

6. *the memorial to William Congreve:* T. Trowles, *Westminster Abbey Official Guide* (Dean and Chapter of Westminster, 2005); C. Y. Ferdinand and D. F. McKenzie, "Congreve, William (1670–1729)," *Oxford Dictionary of National Biography*, ed. L. Goldman et al. (Oxford University Press, 2004), doi:10.1093/ref:odnb/6069.

7. *The pinnacle of pomp was reached:* Jenkyns, *Westminster Abbey*, 169.

8. *he laughed only once:* J. Holt, *Stop Me if You've Heard This: A History and Philosophy of Jokes* (Profile Books, 2008), 62–63.

9. *Annie died of tuberculosis:* R. Keynes, *Annie's Box* (Fourth Estate, 2001).

10. *"endless forms most beautiful":* C. Darwin, *The Origin of Species by Means of Natural Selection*, 1st ed. (1859; reprint, Penguin, 1968).

11. *a tuberculosis ward: Wikipedia*, s.v. "List of tuberculosis cases," accessed March 26, 2011.

12. *evolutionary mark on the human genome:* M. Moller, E. de Wit, and E. G. Hoal, "Past, present and future directions in human genetic susceptibility to tuberculosis," *FEMS Immunology & Medical Microbiology* 58 (2010): 3–26.

13. *epidemics of the past:* F. O. Vannberg, S. J. Chapman, and A. V. S. Hill, "Human genetic susceptibility to intracellular pathogens," *Immunological Reviews* 240 (2011): 105–16.

14. *Death in childbirth: Wikipedia*, s.v. "List of women who died in childbirth: United Kingdom, accessed March 26, 2011.

15. *the bacterium* Helicobacter pylori: G. Morelli et al., "Microevolution of *Helicobacter pylori* during prolonged infection of single hosts and within families," *PLoS Genetics* 6 (2010), doi:10.1371/journal.pgen.1001036.

16. *jumped from humans to big cats:* M. Eppinger et al., "Who ate whom? Adaptive *Helicobacter* genomic changes that accompanied a host jump from early humans to large felines," *PLoS Genetics* 2 (2006): e120.

第 2 章

1. *"And what is Life?":* J. Clare, *Poems Chiefly from Manuscript*, ed. E. Blunden and A. Porter (Cobden-Sanderson, 1920).

2. *nearly every organism was single-celled:* R. K. Grosberg and R. R. Strathmann, "The evolution of multicellularity: A minor major transition?" *Annual Review of Ecology, Evolution, and Systematics* 38 (2007): 621–54, doi:10.1146/annurev.ecolsys.36.102403.114735.

3. *outnumbered at least ten to one:* M. Wilson, *Bacteriology of Humans: An Ecological Perspective* (Blackwell, 2008).

4. *"I contain multitudes":* W. Whitman, *Leaves of Grass* (Airmont Publishing, 1965), 79, sect. 51.

5. *in rocks buried nearly two miles:* D. Chivian et al., "Environmental genomics reveals a single-species ecosystem deep within Earth," *Science* 322, no. 5899 (2008): 275–78, doi:10.1126/science.1155495.

6. *no human could survive:* F. Bäckhed et al., "Host-bacterial mutualism in the human intestine," *Science* 307, no. 5717 (2005): 1915–20, doi:10.1126 /science.1104816.

7. *The biggest bacterium known is the sulfur pearl:* H. N. Schulz et al., "Dense populations of a giant sulfur bacterium in Namibian shelf sediments," *Science* 284, no. 5413 (1999): 493–95, doi:10.1126/science.284.5413.493.

8. *a new species:* M. D. Vincent, "The animal within: Carcinogenesis and the clonal evolution of cancer cells are speciation events *sensu stricto*," *Evolution* 64, no. 4 (2010): 1173–83, doi:10.1111/j.1558-5646.2009.00942.x.

9. *their own best-selling biography:* R. Skloot, *The Immortal Life of Henrietta Lacks* (Macmillan, 2010).

10. *a venereal disease in dogs:* A. M. Leroi et al., "Cancer selection," *Nature Reviews Cancer* 3, no. 3 (2003): 226–31.

11. *tumors on different animals:* A. M. Pearse and K. Swift, "Allograft theory: Transmission of devil facial-tumour disease," *Nature* 439, no. 7076 (2006): 549.

12. *now listed as endangered:* C. E. Hawkins et al., "Emerging disease and population decline of an island endemic, the Tasmanian devil *Sarcophilus harrisii*," *Biological Conservation* 131, no. 2 (2006): 307–24.

13. *cells in the surface lining of your gut:* S. A. Frank and M. A. Nowak, "Problems of somatic mutation and cancer," *Bioessays* 26, no. 3 (2004): 291–99, doi:10.1002/bies.20000.

14. *colorectal cancer in 90-year-old humans:* A. F. Caulin and C. C. Maley, "Peto's Paradox: Evolution's prescription for cancer prevention," *Trends in Ecology & Evolution* 26, no. 4 (2011): 175–82.

15. *Richard Peto observed:* R. Peto et al., "Cancer and ageing in mice and men," *British Journal of Cancer* 32, no. 4 (1975): 411–26.

16. *bigger species are better protected:* J. D. Nagy et al., "Why don't all whales have cancer? A novel hypothesis resolving Peto's paradox," *Integrative and Comparative Biology* 47, no. 2 (2007): 317–28, doi:10.1093/icb/icm062.

17. *the record for vertebrate longevity:* S. N. Austad, "Methusaleh's zoo: How nature provides us with clues for extending human health span," *Journal of Comparative Pathology* 142 (2010): S10–S21.

18. *genes protecting us from cancer:* A. Budovsky et al., "Common gene signature of cancer and longevity," *Mechanisms of Ageing and Development* 130, no. 1–2 (2009): 33–39, doi:10.1016/j.mad.2008.04.002; R. Tacutu et al., "Molecular links between cellular senescence, longevity and age-related diseases: A systems biology perspective," *Aging* 3, no. 12 (2011): 1178–91.

19. *bivalves are some of the longest-lived animals:* I. D. Ridgway et al.,

"Maximum shell size, growth rate, and maturation age correlate with longevity in bivalve molluscs," *Journals of Gerontology, Series A, Biological Sciences and Medical Sciences* 66, no. 2 (2011): 183–90, doi:10.1093/gerona/glq172.

20. *the stout infantfish:* W. Watson and H. J. Walker, "The world's smallest vertebrate, *Schindleria brevipinguis,* a new paedomorphic species in the family Schindleriidae (Perciformes: Gobioidei)," *Records of the Australian Museum* 56, no. 2 (2004): 139–42.

21. *bigger species do indeed live longer than smaller ones:* J. P. de Magalhães et al., "An analysis of the relationship between metabolism, developmental schedules, and longevity using phylogenetic independent contrasts," *Journals of Gerontology, Series A, Biological Sciences and Medical Sciences* 62, no. 2 (2007): 149–60.

22. *The common pipistrelle bat:* J. P. de Magalhães and J. Costa, "A database of vertebrate longevity records and their relation to other life-history traits," *Journal of Evolutionary Biology* 22, no. 8 (2009): 1770–74, doi:10.1111/j.1420-9101.2009.01783.x.

23. *Naked mole-rats:* R. Buffenstein, "The naked mole-rat: A new long-living model for human aging research," *Journals of Gerontology, Series A, Biological Sciences and Medical Sciences* 60, no. 11 (2005): 1369–77.

24. *Birds, like bats, have unusually long lives:* J. P. de Magalhães et al., "An analysis of the relationship between metabolism, developmental schedules, and longevity using phylogenetic independent contrasts," *Journals of Gerontology, Series A, Biological Sciences and Medical Sciences* 62, no. 2 (2007): 149–60.

25. *flamingos and their relatives are the longest-lived birds:* D. E. Wasser and P. W. Sherman, "Avian longevities and their interpretation under evolutionary theories of senescence," *Journal of Zoology* 280, no. 2 (2010): 103–55, doi:10.1111/j.1469-7998.2009.00671.x.

26. *crows have been known to fashion tools:* A. Seed and R. Byrne, "Animal tool-use," *Current Biology* 20, no. 23 (2010): R1032–R1039, doi:10.1016/j.cub.2010.09.042.

27. *other exceptional inhabitants of Methuselah's menagerie:* Austad, "Methuselah's zoo."

28. *oldest person buried in Westminster Abbey:* K. Thomas, "Parr, Thomas (d. 1635), supposed centenarian," *Oxford Dictionary of National Biography,* ed. L. Goldman et al. (Oxford University Press, 2004), doi:10.1093/ref:odnb/21403.

29. *a poet named John Taylor:* J. Taylor, *The Old, Old, Very Old Man,* 1635, accessed December 27.

30. *Francis Bacon (1561–1626):* D. B. Haycock, *Mortal Coil: A Short History of Living Longer* (Yale University Press, 2008).

31. *an ingenious, if flawed, explanation:* Haycock, *Mortal Coil*, 23.

32. *"In those green-pastured mountains of Forta-fe-Zee":* Dr. Seuss, *You Are Only Old Once: A Book for Obsolete Children* (Random House, 1986).

33. *Grace Halsell, author of the book* Los Viejos: G. Halsell, *Los Viejos: Secrets of Long Life from the Sacred Valley* (Rodale Press, 1976).

34. *claims of extreme old age in Vilcabamba:* R. B. Mazess and S. H. Forman, "Longevity and age exaggeration in Vilcabamba," *Journal of Gerontology* 34 (1979): 94–98.

35. *A study of life expectancy:* R. B. Mazess and R. W. Mathisen, "Lack of unusual longevity in Vilcabamba, Ecuador," *Human Biology* 54, no. 3 (1982): 517–24.

36. *one supposed Shangri-La after another:* R. D. Young et al., "Typologies of extreme longevity myths," *Current Gerontology and Geriatrics Research* (2011), doi:10.1155/2010/423087.

37. *Frenchwoman Jeanne Calment:* B. Jeune et al., "Jeanne Calment and her successors: Biographical notes on the longest living humans," in *Supercentenarians*, ed. H. Maier et al., Demographic Research Monographs (Springer, 2010).

38. *Dan Buettner, a journalist:* "Dan Buettner," Field Notes, *National Geographic*, accessed May 2, 2011, http://ngm.nationalgeographic.com/2005/11/longevity-secrets/buettner-field-notes.

39. *a comfortable record:* Y. Voituron et al., "Extreme lifespan of the human fish (*Proteus anguinus*): A challenge for ageing mechanisms," *Biology Letters* 7, no. 1 (2011): 105–7, doi:10.1098/rsbl.2010.0539.

第 3 章

1. *"And after many a summer dies the swan":* Alfred, Lord Tennyson, "Tithonus" (1860), in *Poems of Tennyson* (Oxford University Press, 1918), 616.

2. *there was once a mortal by the name of Tithonus:* R. Graves, *Greek Myths* (Penguin, 1957).

3. *"Senescence begins":* O. Nash, *The Pocket Book of Ogden Nash* (Simon & Schuster, 1962).

4. *an American male aged 50:* Data from World Health Organization, accessed April 8, 2012, http://apps.who.int/gho/data/.

5. *aging is one of the leading causes of statistics:* L. Hayflick, *How and Why We Age* (Ballantine, 1994), 53.

6. *the sin of usury:* R. H. Tawney, *Religion and the Rise of Capitalism* (Penguin, 1926).

7. *Outram's woe-filled lamentation:* "The Annuity," by George Outram, in *Verse and Worse*, ed. A. Silcock (Faber & Faber, 1958).

8. *One of the investors:* C. Mitchell and C. Mitchell, "Wordsworth and the old men," *Journal of Legal History* 25, no. 1 (2004): 31–52.

9. *"Upon the forest-side in Grasmere Vale":* W. Wordsworth, "Michael: A Pastoral Poem" (1800), lines 40–47, in *The Poetical Works of Wordsworth*, ed. T. Hutchinson (Oxford University Press, 1932).

10. *In 1779, one Benjamin Gompertz:* D. P. Miller, "Gompertz, Benjamin (1779–1865)," *Oxford Dictionary of National Biography*, ed. L. Goldman et al. (Oxford University Press, 2004).

11. *The Mortality Rate Doubling Time:* C. E. Finch, *Longevity, Senescence and the Genome* (University of Chicago Press, 1990), 23.

12. *Two hundred years ago:* The change over the last 200 years is shown in a powerful animated graphic at www.gapminder.org (accessed July 10, 2011). Access the graphic via www.bit.ly/cVMWJ4.

13. *life expectancy has increased:* J. Oeppen and J. W. Vaupel, "Demography: Broken limits to life expectancy," *Science* 296, no. 5570 (2002): 1029–31.

14. *female life expectancy in Sweden was 83 years:* WolframAlpha, accessed July 9, 2011.

15. *remarkable advances in life expectancy:* Oeppen and Vaupel, "Demography."

16. *Life expectancy in the United States has increased:* WolframAlpha, accessed July 9, 2011.

17. *countries where smoking is especially prevalent:* K. Christensen et al., "Ageing populations: The challenges ahead," *Lancet* 374, no. 9696 (2009): 1196–208.

18. *male life expectancy in Russia:* WolframAlpha, accessed July 10, 2011.

19. *the lapwing and the herring gull:* Finch, *Longevity, Senescence and the Genome*, 122.

20. *women in New Zealand:* Oeppen and Vaupel, "Demography."

21. *the majority of children born since 2000:* Christensen et al., "Ageing populations."

22. *satirical poem "Chard Whitlow":* H. Reed, "Chard Whitlow," *Statesman & Nation* 21, no. 533 (1941): 494.

23. *one-third of a Danish group of centenarians:* K. Christensen et al., "Exceptional longevity does not result in excessive levels of disability," *Proceedings of the National Academy of Sciences of the United States of America* 105, no. 36 (2008): 13274–79, doi:10.1073/pnas.0804931105.

24. *40 percent of a group of American supercentenarians:* Christensen et al., "Ageing populations."

25. *shorter-lived ancestors:* C. Selman and D. J. Withers, "Mammalian models of extended healthy life span," *Philosophical Transactions of the Royal Society B: Biological Sciences* 366, no. 1561 (2011): 99–107, doi:10.1098/rstb.2010.0243.

26. *the mortality rate in this group comes to a standstill:* J. Gampe, "Human mortality beyond age 110," in *Supercentenarians*, ed. H. Maier et al., Demographic Research Monographs (Springer, 2010).

27. *medfly-rearing facility in southern Mexico:* J. Hendrichs et al., "Medfly area wide sterile insect technique programmes for prevention, suppression or eradication: The importance of mating behavior studies," *Florida Entomologist* 85, no. 1 (2002): 1–13.

28. *it was another 82 days before the last fly died:* J. R. Carey, *Longevity: The Biology and Demography of Life Span* (Princeton University Press, 2003).

29. *Males live longer than females in rats:* S. N. Austad, "Why women live longer than men: Sex differences in longevity," *Gender Medicine* 3, no. 2 (2006): 79–92.

30. *the appearance of a declining mortality rate:* J. W. Vaupel and A. I. Yashin, "Heterogeneity's ruses: Some surprising effects of selection on population dynamics," *American Statistician* 39, no. 3 (1985): 176–85.

31. *"second childishness and mere oblivion":* W. Shakespeare, *As You Like It*, act 2, scene 7, in *Complete works of William Shakespeare*, RSC edition (Macmillan, 2006).

32. *senescence has not been reduced:* J. W. Vaupel, "Biodemography of human ageing," *Nature* 464, no. 7288 (2010): 536–42, doi:10.1038/nature08984.

第 4 章

1. *in a book called* Over the Teacups: O. W. Holmes Sr., *Over the Teacups*, 1889, Kindle edition.

2. *genes account for between 25 and 35 percent:* C. E. Finch and R. E. Tanzi, "Genetics of aging," *Science* 278, no. 5337 (1997): 407–11, doi:10.1126/science.278.5337.407.

3. *A queen honeybee lives and reproduces for several years:* D. Munch et al.,

"Ageing in a eusocial insect: Molecular and physiological characteristics of life span plasticity in the honey bee," *Functional Ecology* 22, no. 3 (2008): 407–21, doi:10.1111/j.1365-2435.2008.01419.x.

4. *the rare form of Alzheimer's:* Finch and Tanzi, "Genetics of aging."

5. *twins born in Denmark, Finland, and Sweden:* J. V. Hjelmborg et al., "Genetic influence on human life span and longevity," *Human Genetics* 119, no. 3 (2006): 312–21, doi:10.1007/s00439-006-0144-y.

6. *A study at Leiden in Holland:* R. G. J. Westendorp et al., "Nonagenarian siblings and their offspring display lower risk of mortality and morbidity than sporadic nonagenarians: The Leiden Longevity Study," *Journal of the American Geriatrics Society* 57, no. 9 (2009): 1634–37, doi:10.1111/j.1532-5415.2009.02381.x.

7. *offspring also had lower mortality rates:* M. Schoenmaker et al., "Evidence of genetic enrichment for exceptional survival using a family approach: The Leiden Longevity Study," *European Journal of Human Genetics* 14, no. 1 (2005): 79–84.

8. *lower risks of heart attack:* Westendorp et al., "Nonagenarian siblings.

9. *Dauers have been found attached:* WormBook: The Online Review of *C. elegans* Biology, accessed July 24, 2011.

10. *The Worm Breeder's Gazette: The Worm Breeder's Gazette,* accessed December 21, 2012.

11. *Unhampered by the need to find and court a mate:* W. A. Van Voorhies et al., "The longevity of *Caenorhabditis elegans* in soil," *Biology Letters* 1, no. 2 (2005): 247–49, doi:10.1098/rsbl.2004.0278.

12. *The first longevity gene:* D. B. Friedman and T. E. Johnson, "3 mutants that extend both mean and maximum life-span of the nematode, *Caenorhabditis elegans,* define the *age-1* gene," *Journals of Gerontology, Biological Sciences* 43, no. 4 (1988): B102–B109; D. B. Friedman and T. E. Johnson, "A mutation in the *age-1* gene in *Caenorhabditis elegans* lengthens life and reduces hermaphrodite fertility," *Genetics* 118, no. 1 (1988): 75–86.

13. *mainly due to a decrease in the rate of senescence:* T. E. Johnson, "Increased life-span of age-1 mutants in *Caenorhabditis elegans* and lower Gompertz rate of aging," *Science* 249, no. 4971 (1990): 908–12, doi:10.1126/science.2392681.

14. *"I left culture dishes with my almost-infertile mutants":* C. Kenyon, "The first long-lived mutants: Discovery of the insulin/IGF-1 pathway for ageing," *Philosophical Transactions of the Royal Society B: Biological Sciences* 366, no. 1561 (2011): 9–16, doi:10.1098/rstb.2010.0276.

15. *Mutation in the* daf-2 *gene:* C. Kenyon et al., "A *C. elegans* mutant that lives twice as long as wild-type," *Nature* 366, no. 6454 (1993): 461–64, doi:10.1038/366461a0.

16. *the worm version of the hormone insulin:* K. D. Kimura et al., "daf-2, an insulin receptor-like gene that regulates longevity and diapause in *Caenorhabditis elegans*," *Science* 277, no. 5328 (1997): 942–46, doi:10.1126/science .277.5328.942.

17. *also present in yeast, fruit flies, and mice:* M. Tatar et al., "The endocrine regulation of aging by insulin-like signals," *Science* 299, no. 5611 (2003): 1346–51.

18. *70 percent similar:* Kimura et al., "daf-2."

19. *mutant worms with disabled senses:* J. Apfeld and C. Kenyon, "Regulation of life span by sensory perception in *Caenorhabditis elegans*," *Nature* 402, no. 6763 (1999): 804–9.

20. *mutants are better protected:* A. Taguchi and M. F. White, "Insulin-like signaling, nutrient homeostasis, and life span," *Annual Review of Physiology* 70, no. 1 (2008): 191–212, doi:10.1146/annurev.physiol.70.113006.100533.

21. *a likely explanation:* E. Cohen and A. Dillin, "The insulin paradox: Aging, proteotoxicity and neurodegeneration," *Nature Reviews Neuroscience* 9, no. 10 (2008): 759–67, doi:10.1038/nrn2474.

22. *associated with longer life in humans and mice:* Y. Suh et al., "Functionally significant insulin-like growth factor I receptor mutations in centenarians," *Proceedings of the National Academy of Sciences of the United States of America* 105, no. 9 (2008): 3438–42, doi:10.1073/pnas.0705467105; Taguchi and White, "Insulin-like signaling."

23. *it controls the growth of cell size:* M. N. Hall, "mTOR—What does it do?," *Transplantation Proceedings* 40 (2008): S5–S8, doi:10.1016/j.trans proceed.2008.10.009.

24. *increased their life span by about 10 percent:* D. E. Harrison et al., "Rapamycin fed late in life extends life span in genetically heterogeneous mice," *Nature* 460, no. 7253 (2009): 392–95.

25. *hundreds of different genes are associated with normal aging:* J. P. de Magalhães et al., "Genome-environment interactions that modulate aging: Powerful targets for drug discovery," *Pharmacological Reviews* 64, no. 1 (2012): 88–101, doi:10.1124/pr.110.004499.

26. *rapamycin can reverse defects in cells taken from progeria patients:* K. Cao et al., "Rapamycin reverses cellular phenotypes and enhances mutant protein clearance in Hutchinson-Gilford progeria syndrome cells," *Science Translational Medicine* 3, no. 89 (2011), doi:89ra58.10.1126/scitranslmed.3002346.

27. *ameliorating some of the effects of normal aging on cells:* C. R. Burtner and B. K. Kennedy, "Progeria syndromes and ageing: What is the connection?," *Nature Reviews Molecular Cell Biology* 11, no. 8 (2010): 567–78, doi: 10.1038/nrm2944.

28. *People carrying two copies of ε4:* G. J. McKay et al., "Variations in apolipoprotein E frequency with age in a pooled analysis of a large group of older people," *American Journal of Epidemiology* 173, no. 12 (2011): 1357–64, doi: 10.1093/aje/kwr015.

29. *balances out the extra risk:* A. M. Kulminski et al., "Trade-off in the effects of the apolipoprotein E polymorphism on the ages at onset of CVD and cancer influences human life span," *Aging Cell* 10, no. 3 (2011): 533–41, doi: 10.1111/j.1474-9726.2011.00689.x.

30. *a tract called* Discorsi de la vita sobria: A. Cornaro, *Discourses on the Sober Life [Discorsi de la vita sobria]* (Thomas Y. Crowell, 1916).

31. *between 1,500 and 1,700 calories a day:* G. Crister, *Eternity Soup: Inside the Quest to End Aging* (Harmony Books, 2010).

32. *a blurb by President George Washington:* Crister, *Eternity Soup.*

33. *People practicing it feel perpetually cold:* Crister, *Eternity Soup.*

34. *"You can live to 100":* Woody Allen, quoted in J. Lloyd and J. Mitchinson, *Advanced Banter: The QI Book of Quotations* (Faber & Faber, 2008), 8.

35. *two different studies with monkeys:* S. N. Austad, "Ageing: Mixed results for dieting monkeys," *Nature*, vol. advance online publication (2012), doi: 10.1038/nature11484.

36. *the usual suspects are often implicated:* Taguchi and White, "Insulin-like signaling"; L. Partridge et al., "Ageing in *Drosophila*: The role of the insulin/Igf and TOR signalling network," *Experimental Gerontology* 46, no. 5 (2011): 376–81, doi:10.1016/j.exger.2010.09.003; J. J. McElwee et al., "Evolutionary conservation of regulated longevity assurance mechanisms," *Genome Biology* 8, no. 7 (2007), doi:R13210.1186/gb-2007-8-7-r132.

第 5 章

1. *"Show, in your words and images":* Dylan Thomas, *Collected Poems 1934–1952*, ed. W. Davies and R. Maud (Dent, 1994), 183.

2. *An even older one found in Nevada:* R. M. Lanner, *The Bristlecone Book: A Natural History of the World's Oldest Trees* (Mountain Press, 2007).

3. *eastern white cedars with 1,800 annual rings:* D. W. Larson, "The para-

dox of great longevity in a short-lived tree species," *Experimental Gerontology* 36, no. 4–6 (2001): 651–73.

4. *the oldest corals:* E. B. Roark et al., "Extreme longevity in proteinaceous deep-sea corals," *Proceedings of the National Academy of Sciences of the United States of America* 106, no. 13 (2009): 5204–8, doi:10.1073/pnas.0810875106.

5. *Hunter-gatherers can make it to 70:* M. Gurven and H. Kaplan, "Longevity among hunter-gatherers: A cross-cultural examination," *Population and Development Review* 33, no. 2 (2007): 321–65, doi:10.1111/j.1728-4457.2007.00171.x.

6. *pollen and seeds produced by the ancient trees:* R. M. Lanner and K. F. Connor, "Does bristlecone pine senesce?," *Experimental Gerontology* 36, no. 4–6 (2001): 675–85.

7. *now growing faster:* M. W. Salzer et al., "Recent unprecedented tree-ring growth in bristlecone pine at the highest elevations and possible causes," *Proceedings of the National Academy of Sciences of the United States of America* 106, no. 48 (2009): 20348–53, doi:10.1073/pnas.0903029106.

8. *there are only 627 species:* A. Farjon, *A Natural History of Conifers* (Timber Press, 2008).

9. *about 60,000 are trees:* C. Tudge, *The Secret Life of Trees* (Allen Lane, 2005), 30.

10. *many tropical trees have now been aged:* D. M. A. Rozendaal and P. A. Zuidema, "Dendroecology in the tropics: A review," *Trees—Structure and Function* 25, no. 1 (2011): 3–16, doi:10.1007/s00468-010-0480-3.

11. *a study of trees felled in a logging concession:* J. Q. Chambers et al., "Ancient trees in Amazonia," *Nature* 391, no. 6663 (1998): 135–36, doi:10.1038/34325.

12. *tropical forests are known to be highly dynamic:* M. Martinez-Ramos and E. R. Alvarez-Buylla, "How old are tropical rain forest trees?," *Trends in Plant Science* 3, no. 10 (1998): 400–405, doi:10.1016/s1360-1385(98)01313-2.

13. *some millenarian trees in the Amazon:* W. F. Laurance et al., "Inferred longevity of Amazonian rainforest trees based on a long-term demographic study," *Forest Ecology and Management* 190, no. 2–3 (2004): 131–43; R. Condit et al., "Mortality-rates of 205 Neotropical tree and shrub species and the impact of a severe drought," *Ecological Monographs* 65 (1995): 419–39.

14. *the oldest trees are the slowest-growing ones:* S. Vieira et al., "Slow growth rates of Amazonian trees: Consequences for carbon cycling," *Proceedings of the National Academy of Sciences of the United States of America* 102, no. 51 (2005): 18502–7, doi:10.1073/pnas.0505966102.

15. *such as the Mexican* Astrocaryum *palm:* J. Silvertown et al., "Evolution

of senescence in iteroparous perennial plants," *Evolutionary Ecology Research* 3 (2001): 1–20.

16. *I studied another clear example myself in the Adirondacks:* J. Silvertown, *Demons in Eden: The Paradox of Plant Diversity* (University of Chicago Press, 2005).

17. *old shoots grow with the same vigor as young ones:* M. Mencuccini et al., "Evidence for age- and size-mediated controls of tree growth from grafting studies," *Tree Physiology* 27, no. 3 (2007): 463–73.

18. *quotes a nonsense poem:* J. Joyce, *A Portrait of the Artist as a Young Man* (Penguin 1965), chap. 1.

19. *harder for a single mutant plant cell to multiply out of control:* J. H. Doonan and R. Sablowski, "Walls around tumours—why plants do not develop cancer," *Nature Reviews Cancer* 10, no. 11 (2010): 793–802, doi:10.1038/nrc2942.

20. *apple and flower varieties originated in this way:* N. Kingsbury, *Hybrid: The History and Science of Plant Breeding* (University of Chicago Press, 2009).

21. *mutational variation of this kind is surprisingly rare:* E. J. Klekowski Jr., *Mutation, Developmental Selection, and Plant Evolution* (Columbia University Press, 1988).

22. *"A year for the stake. Three years for the field":* R. Foster, *Patterns of Thought: The Hidden Meaning of the Great Pavement of Westminster Abbey* (Jonathan Cape, 1991): 101.

23. *"There is a Yew-tree, pride of Lorton Vale":* William Wordsworth, "Yew Trees," in *Wordsworth's Poetical Works*, Oxford Edition (Oxford University Press, 1932), 84.

24. *still survives in Lorton:* "'Yew Trees' by William Wordsworth," Visit Cumbria, accessed September 12, 2012.

25. *Trees with dense wood:* J. Chave et al., "Towards a worldwide wood economics spectrum," *Ecology Letters* 12, no. 4 (2009): 351–66, doi:10.1111/j.1461-0248.2009.01285.x.

26. *as much as 86 percent resin by weight:* C. Loehle, "Tree life histories: The role of defences," *Canadian Journal of Forest Research* 18 (1988): 209–22.

27. *chemically defended species live longer:* M. A. Blanco and P. W. Sherman, "Maximum longevities of chemically protected and non-protected fishes, reptiles, and amphibians support evolutionary hypotheses of aging," *Mechanisms of Ageing and Development* 126, no. 6–7 (2005): 794–803, doi:10.1016/j.mad.2005.02.006.

28. *Several studies of tree rings:* S. E. Johnson and M. D. Abrams, "Age class, longevity and growth rate relationships: Protracted growth increases in

old trees in the eastern United States," *Tree Physiology* 29, no. 11 (2009): 1317–28, doi:10.1093/treephys/tpp068; B. A. Black et al., "Relationships between radial growth rates and life span within North American tree species," *Ecoscience* 15, no. 3 (2008): 349–57, doi:10.2980/15-3-3149; C. Bigler and T. T. Veblen, "Increased early growth rates decrease longevities of conifers in subalpine forests," *Oikos* 118, no. 8 (2009): 1130–38, doi:10.1111/j.1600-0706.2009.17592.x.

29. *when investigators stressed the plants by removing leaves:* K. E. Rose et al., "The costs and benefits of fast living," *Ecology Letters* 12, no. 12 (2009): 1379–84, doi:10.1111/j.1461-0248.2009.01394.x.

30. *seen in laboratory studies of* Caenorhabditis elegans: W. A. Van Voorhies et al., "The longevity of *Caenorhabditis elegans* in soil," *Biology Letters* 1, no. 2 (2005): 247–49, doi:10.1098/rsbl.2004.0278; D. W. Walker et al., "Natural selection: Evolution of life span in *C. elegans*," *Nature* 405, no. 6784 (2000): 296–97.

31. *a study of senescence in long-leaved plantain:* D. A. Roach, "Environmental effects on age-dependent mortality: A test with a perennial plant species under natural and protected conditions," *Experimental Gerontology* 36, no. 4–6 (2001): 687–94.

32. *Outeniqua yellowwood:* "*Afrocarpus falcatus*," *Gymnosperm Database*, ed. C. J. Earle, accessed December 21, 2012.

33. *have been estimated to be 11,700 years old:* F. C. Vasek, "Creosote bush: Long-lived clones in the Mohave desert," *American Journal of Botany* 67 (1980): 246–55.

34. *Clonal plants can reach enormous ages:* S. Arnaud-Haond et al., "Implications of extreme life span in clonal organisms: Millenary clones in meadows of the threatened seagrass *Posidonia oceanica*," *PLoS One* 7, no. 2 (2012): e30454.

35. *should not be regarded as old:* E. Clarke, "Plant individuality: A solution to the demographer's dilemma," *Biological Philosophy* (2012), doi:10.1007/s10539-012-9309-3.

36. *clones that are hundreds of years old:* E. Oinonen, "The correlation between the size of Finnish bracken (*Pteridium aquilinum* (L.) Kuhn) clones and certain periods of site history," *Acta Forestalia Fennica* 83 (1967): 1–51.

37. *clones that were up to 10,000 years old:* D. Ally et al., "Aging in a long-lived clonal tree," *PLoS Biology* 8, no. 8 (2010), doi:e100045410.1371/journal.pbio.1000454.

38. *the rapid loss of fertility in men:* S. Jones, *Y: The Descent of Men* (Little Brown, 2002), 74.

39. *there are flowering genes:* M. C. Albani and G. Coupland, "Comparative analysis of flowering in annual and perennial plants," in "Plant development," ed. M. C. P. Timmermans, *Current Topics in Developmental Biology* 91 (2010): 323–48; doi:10.1016/S0070-2153(10)91011-9; R. Amasino, "Floral induction and monocarpic versus polycarpic life histories," *Genome Biology* 10, no. 7 (2009), doi:22810.1186/gb-2009-10-7-228; S. Melzer et al., "Flowering-time genes modulate meristem determinacy and growth form in *Arabidopsis thaliana*," *Nature Genetics* 40, no. 12 (2008): 1489–92, doi:10.1038/ng.253; J. Silvertown, "A binary classification of plant life histories and some possibilities for its evolutionary application," *Evolutionary Trends in Plants* 3 (1989): 87–90; H. Thomas et al., "Annuality, perenniality and cell death," *Journal of Experimental Botany* 51, no. 352 (2000): 1781–88.

第 6 章

1. *"E, I sing for Evolution":* Steve Knightly, "Evolution," on *Arrogance, Ignorance and Greed* (2009), by Show of Hands, Hands on Music, HMCD 29.

2. *a traditional tale of the Hausa:* T. R. Cole and M. G. Winkler, eds., *The Oxford Book of Aging* (Oxford University Press, 1994), 259.

3. *"Death is a Dialogue":* First verse of poem no. 976, in E. Dickinson, *The Complete Poems of Emily Dickinson*, ed. T. H. Johnson (Little Brown, 1960), 456.

4. *"Death be not proud":* Poems of *John Donne*, ed. E. K. Chambers (Lawrence & Bullen, 1896), Kindle edition.

5. *a bet with another poet:* W. Davies and R. Maud, eds., *Dylan Thomas Collected Poems 1934–1953* (Dent, 1994) (poem, 56; commentary, 208–9).

6. *"After death nothing is":* From Seneca's "Troades," trans. John Wilmot, Earl of Rochester (1647–1680), in J. Wilmot, *The Works of the Earl of Rochester* (Wordsworth Editions, 1995).

7. *nineteenth-century German biologist August Weismann:* A. Weismann, *Essays upon Heredity and Kindred Biological Problems* (Clarendon Press, 1891).

8. *British biologist Peter Medawar:* P. B. Medawar, *The Uniqueness of the Individual* (Methuen, 1957); P. B. Medawar, "Old age and natural death," *Modern Quarterly*, vol. 2 (1946): 30–56.

9. *frequency of the ε4 allele:* F. Drenos and T. B. L. Kirkwood, "Selection on alleles affecting human longevity and late-life disease: The example of apolipoprotein E," *PLoS One* 5, no. 3 (2010), doi:e1002210.1371/journal.pone.0010022.

10. *related to the immune system:* C. E. Finch, *The Biology of Human Longevity* (Academic Press, 2007).

11. *mutations that increase susceptibility to rheumatoid arthritis:* E. Corona et al., "Extreme evolutionary disparities seen in positive selection across seven complex diseases," *PLoS One* 5, no. 8 (2010), doi:e1223610.1371/journal .pone.0012236.

12. *exposed humans to many new diseases:* J. Diamond, *Guns, Germs and Steel* (Chatto & Windus, 1997).

13. *American biologist George C. Williams:* G. C. Williams, "Pleiotropy, natural selection, and the evolution of senescence," *Evolution* 11 (1957): 398–411.

14. *a Mrs. Rajo Devi gave birth at the age of 70:* Devendra Uppal, "Childless for 50 yrs, mother at 70," *Hindustan Times*, December 8, 2008.

15. *record of reproduction back 1,200 years:* D. E. L. Promislow, "Longevity and the barren aristocrat," *Nature* 396, no. 6713 (1998): 719–20.

16. *A study of two villages in Gambia:* D. P. Shanley et al., "Testing evolutionary theories of menopause," *Proceedings of the Royal Society of London, Series B: Biological Sciences* 274, no. 1628 (2007): 2943–49, doi:10.1098 /rspb.2007.1028.

17. *births and deaths in premodern Finland:* M. Lahdenpera et al., "Fitness benefits of prolonged post-reproductive life span in women," *Nature* 428, no. 6979 (2004): 178–81.

18. *survival of grandfathers:* M. Lahdenpera et al., "Selection for long life span in men: Benefits of grandfathering?," *Proceedings of the Royal Society of London, Series B: Biological Sciences* 274, no. 1624 (2007): 2437–44.

19. *experienced a fourteenfold increase in mortality:* E. A. Foster et al., "Adaptive prolonged postreproductive life span in killer whales," *Science* 337, no. 6100 (2012): 1313, doi:10.1126/science.1224198.

20. *Without such a close-knit family structure:* R. A. Johnstone and M. A. Cant, "The evolution of menopause in cetaceans and humans: The role of demography," *Proceedings of the Royal Society of London, Series B: Biological Sciences* 277, no. 1701 (2010): 3765–71, doi:10.1098/rspb.2010.0988.

21. *women are the more robust sex:* S. N. Austad, "Why women live longer than men: Sex differences in longevity," *Gender Medicine* 3, no. 2 (2006): 79–92.

22. *viruses:* M. De Paepe and F. Taddei, "Viruses' life history: Towards a mechanistic basis of a trade-off between survival and reproduction among phages," *PLoS Biology* 4, no. 7 (2006): 1248–56, doi:e19310.1371/journal.pbio .0040193.

23. *every species at which anyone has ever looked:* W. A. Van Voorhies et al.,

"Do longevity mutants always show trade-offs?," *Experimental Gerontology* 41, no. 10 (2006): 1055–58, doi:10.1016/j.exger.2006.05.006.

24. *Arnold Schoenberg summarized his art:* D. Zanette, "Playing by numbers," *Nature* 453 (June 19, 2008): 988–89.

25. *longer-lived mutants disappeared:* N. L. Jenkins et al., "Fitness cost of extended life span in *Caenorhabditis elegans*," *Proceedings of the Royal Society of London, Series B: Biological Sciences* 271, no. 1556 (2004): 2523–26, doi:10.1098/rspb.2004.2897.

26. *Another C.* elegans *longevity gene, called* clk-1: J. Chen et al., "A demographic analysis of the fitness cost of extended longevity in *Caenorhabditis elegans*," *Journals of Gerontology, Series A, Biological Sciences and Medical Sciences* 62, no. 2 (2007): 126–35.

27. *C.* elegans *that were fed with resveratrol:* J. Gruber et al., "Evidence for a trade-off between survival and fitness caused by resveratrol treatment of *Caenorhabditis elegans*," in *Biogerontology: Mechanisms and Interventions*, ed. S. I. S. Rattan and S. Akman, Annals of the New York Academy of Sciences, 1100 (New York Academy of Sciences, 2007), 530–42.

28. *fruit flies lacking ovaries lived significantly longer:* J. Maynard Smith, "The effects of temperature and of egg-laying on the longevity of *Drosophila subobscura*," *Journal of Experimental Biology* 35 (1958): 832–42.

29. *reproductive cells generate chemical signals:* T. Flatt, "Survival costs of reproduction in *Drosophila*," *Experimental Gerontology* 46, no. 5 (2011): 369–75, doi:10.1016/j.exger.2010.10.008.

30. *in the natural environment of the soil:* W. A. Van Voorhies et al., "The longevity of *Caenorhabditis elegans* in soil," *Biology Letters* 1, no. 2 (2005): 247–49, doi:10.1098/rsbl.2004.0278.

31. *animals in zoos are cosseted like royalty:* R. E. Ricklefs and C. D. Cadena, "Lifespan is unrelated to investment in reproduction in populations of mammals and birds in captivity," *Ecology Letters* 10, no. 10 (2007): 867–72; R. E. Ricklefs and C. D. Cadena, "Rejoinder to Ricklefs and Cadena (2007): Response to Mace and Pelletier," *Ecology Letters* 10, no. 10 (2007): 874–75, doi:10.1111/j.1461-0248.2007.01103.x.

第 7 章

1. *"I shall live in my fame":* Ovid, *Metamorphoses* (Penguin, 2004).

2. *literature is suffused with the influence of Ovid's* Metamorphoses: S. A. Brown, *Ovid: Myth and Metamorphosis* (Bristol Classical Press, 2005).

3. *Among the works of this prolific author:* George Frideric Handel, *Semele*, performed by Monteverde Choir & English Baroque soloists, conducted by John Elliot Gardiner, sleeve notes, released February 3, 1993, Erato 2292-45982-2, 1993.

4. *Eels make a one-way trip:* T. Fort, *The Book of Eels* (Harper Collins, 2002).

5. *Many squid and octopus species are semelparous:* F. Rocha et al., "A review of reproductive strategies in cephalopods," *Biological Reviews* 76, no. 3 (2001): 291–304; L. C. Hendrickson and D. R. Hart, "An age-based cohort model for estimating the spawning mortality of semelparous cephalopods with an application to per-recruit calculations for the northern shortfin squid, *Illex illecebrosus*," *Cephalopod Stock Assessment Workshop* (2004): 4–13, doi:10.1016/j.fishres.2005.12.005.

6. *Some snakes are semelparous:* R. Shine, "Reproductive strategies in snakes," *Proceedings of the Royal Society of London, Series B: Biological Sciences* 270, no. 1519 (2003): 995–1004, doi:10.1098/rspb.2002.2307; K. B. Karsten et al., "A unique life history among tetrapods: An annual chameleon living mostly as an egg," *Proceedings of the National Academy of Sciences of the United States of America* 105, no. 26 (2008): 8980–84, doi:10.1073/pnas.0802468105.

7. *American biologist Lamont C. Cole:* L. C. Cole, "The population consequences of life history phenomena," *Quarterly Review of Biology* 29, no. 2 (1954): 103–37, doi:10.1086/400074.

8. *The rule is that for a repeat breeder:* M. Bulmer, *Theoretical Evolutionary Ecology* (Sinauer Associates, 1994).

9. *and animals now reproduce precociously:* M. E. Jones et al., "Life-history change in disease-ravaged Tasmanian devil populations," *Proceedings of the National Academy of Sciences of the United States of America* 105, no. 29 (2008): 10023–27, doi:10.1073/pnas.0711236105.

10. *in the brown antechinus:* C. E. Holleley et al., "Size breeds success: Multiple paternity, multivariate selection and male semelparity in a small marsupial, *Antechinus stuartii*," *Molecular Ecology* 15, no. 11 (2006): 3439–48, doi:10.1111/j.1365-294X.2006.03001.x.

11. *Males' physiology overdoses on testosterone:* R. Naylor et al., "Boom and bust: A review of the physiology of the marsupial genus *Antechinus*," *Journal of Comparative Physiology B: Biochemical, Systemic, and Environmental Physiology* 178, no. 5 (2008): 545–62, doi:10.1007/s00360-007-0250-8; M. Wolkewitz et al., "Is 27 really a dangerous age for famous musicians? Retrospective cohort study," *British Medical Journal* 343 (2011), doi:10.1136/bmj.d7799.

12. *favors multiple mating:* Wolkewitz et al., "Is 27 really a dangerous age?;"

K. Kraaijeveld et al., "Does female mortality drive male semelparity in dasyurid marsupials?," *Proceedings of the Royal Society of London, Series B: Biological Sciences* 270 (2003): S251–S253.

13. *some of those males were not semelparous:* K. M. Wolfe et al., "Post-mating survival in a small marsupial is associated with nutrient inputs from seabirds," *Ecology* 85, no. 6 (2004): 1740–46.

14. *The capelin is a marine fish:* J. S. Christiansen et al., "Facultative se-melparity in capelin *Mallotus villosus* (Osmeridae): An experimental test of a life history phenomenon in a sub-arctic fish," *Journal of Experimental Marine Biology and Ecology* 360, no. 1 (2008): 47–55, doi:10.1016/j.jembe.2008.04.003.

15. *insects and spiders:* D. W. Tallamy and W. P. Brown, "Semelparity and the evolution of maternal care in insects," *Animal Behaviour* 57 (1999): 727–30.

16. *Females of the crab spider:* K. Futami and S. Akimoto, "Facultative sec-ond oviposition as an adaptation to egg loss in a semelparous crab spider," *Ethology* 111, no. 12 (2005): 1126–38.

17. *Japanese hump earwig:* S. Suzuki et al., "Matriphagy in the hump ear-wig, *Anechura harmandi* (Dermaptera: Forficulidae), increases the survival rates of the offspring," *Journal of Ethology* 23, no. 2 (2005): 211–13, doi:10.1007/s10164-005-0145-7.

18. *Fish then swim to the shore:* I. A. Fleming and M. R. Gross, "Evolution of adult female life history and morphology in a Pacific salmon (coho: *On-corhynchus kisutch*)," *Evolution* 43, no. 1 (1989): 141–57.

19. *Salmon use Earth's magnetic field:* K. J. Lohmann et al., "Geomagnetic imprinting: A unifying hypothesis of long-distance natal homing in salmon and sea turtles," *Proceedings of the National Academy of Sciences of the United States of America* 105, no. 49 (2008): 19096–101, doi:10.1073/pnas.0801859105; H. Bandoh et al., "Olfactory responses to natal stream water in sockeye salmon by BOLD fMRI," *PLoS One* 6, no. 1 (2011), doi:10.1371/journal.pone.0016051.

20. *transfer of nutrients from salmon:* M. D. Hocking and J. D. Reynolds, "Impacts of salmon on riparian plant diversity," *Science* 331, no. 6024 (2011): 1609–12, doi:10.1126/science.1201079.

21. *Predation has such a strong effect:* S. M. Carlson et al., "Predation by bears drives senescence in natural populations of salmon," *PLoS One* 2, no. 12 (2007), doi:10.1371/journal.pone.0001286.

22. *a greater weight of eggs:* B. J. Crespi and R. Teo, "Comparative phylo-genetic analysis of the evolution of semelparity and life history in salmonid fishes," *Evolution* 56, no. 5 (2002): 1008–20.

23. *the Atlantic species is a repeat breeder:* I. A. Fleming, "Reproductive strategies of Atlantic salmon: Ecology and evolution," *Reviews in Fish Biology*

and Fisheries 6, no. 4 (1996): 379–416, doi:10.1007/bf00164323; C. Garcia de Leaniz et al., "A critical review of adaptive genetic variation in Atlantic salmon: Implications for conservation," *Biological Reviews* 82, no. 2 (2007): 173–211, doi:10.1111/j.1469-185X.2006.00004.x.

24. *fewer than one in ten:* Fleming, "Reproductive strategies of Atlantic salmon."

25. *which gives the jacks a relative advantage:* M. R. Gross, "Disruptive selection for alternative life histories in salmon," *Nature* 313 (1985): 47–48; Y. Tanaka et al., "Breeding games and dimorphism in male salmon," *Animal Behaviour* 77, no. 6 (2009): 1409–13, doi:10.1016/j.anbehav.2009.01.039.

26. *jacks are delayed in migrating:* M. Buoro et al., "Investigating evolutionary trade-offs in wild populations of Atlantic salmon (*Salmo salar*): Incorporating detection probabilities and individual heterogeneity," *Evolution* 64, no. 9 (2010): 2629–42, doi:10.1111/j.1558-5646.2010.01029.x.

27. *bamboos achieve flowering synchrony:* D. H. Janzen, "Why bamboos wait so long to flower," *Annual Review of Ecology and Systematics* 7 (1976): 347–91.

28. *Giant pandas feed exclusively on the leaves of semelparous bamboos:* J. Carter et al., "Giant panda (*Ailuropoda melanoleuca*) population dynamics and bamboo (subfamily Bambusoideae) life history: A structured population approach to examining carrying capacity when the prey are semelparous," *Ecological Modelling* 123, no. 2–3 (1999): 207–23; K. G. Johnson et al., "Responses of giant pandas to a bamboo die-off," *National Geographic Research* 4 (1988): 161–77.

29. *decaying bodies create a pulse of nitrogen:* L. H. Yang, "Periodical cicadas as resource pulses in North American forests," *Science* 306, no. 5701 (2004): 1565–67.

30. *The century plant* Agave americana: M. Rocha et al., "Reproductive ecology of five sympatric *Agave littaea* (Agavaceae) species in Central Mexico," *American Journal of Botany* 92, no. 8 (2005): 1330–41.

第 8 章

1. *"Every night I'm in a different town":* Venom, "Live Like an Angel," on *Welcome to Hell* (1981), accessed September 13, 2012.

2. *many of the kind die at 27: Wikipedia*, s.v. "The 27 Club," accessed September 13, 2012.

3. *alcohol poisoning:* "Winehouse died from alcohol poisoning after going on drinking binge": *Guardian*, October 27, 2011, 5.

4. *propensity to die at age 27:* M. Wolkewitz et al., "Is 27 really a dangerous age for famous musicians? Retrospective cohort study," *British Medical Journal* 343 (2011), doi:10.1136/bmj.d7799.

5. *shrew burns energy at twenty-five times the rate of a rock star:* D. W. MacDonald, ed., *The New Encyclopedia of Mammals* (Oxford University Press, 2001).

6. *more than 600 beats per minute:* J. T. Bonner, *Why Size Matters* (Princeton University Press, 2006), 117.

7. *he didn't always get the numbers:* I. L. Goldman, "Raymond Pearl, smoking and longevity," *Genetics* 162, no. 3 (2002): 997–1001.

8. *Although the patients died:* R. Pearl, "Cancer and tuberculosis," *American Journal of Hygiene* 9, no. 1 (1929): 97–159; R. Pearl et al., "Experimental treatment of cancer with tuberculin," *Lancet* 1 (1929): 1078–80.

9. *Pearl pursued a mathematical solution:* H. S. Jennings, "Biographical memoir of Raymond Pearl, 1879–1940," *National Academy of the United States of America Biographical Memoirs* 22, no. 14 (1942): 294–347.

10. *destroyed by a lab fire:* R. Pearl, "An appeal," *Science (New York, NY)* 50, no. 1301 (1919): 524–25, doi:10.1126/science.50.1301.524-a.

11. *his French horn reportedly "blew up":* S. E. Kingsland, "Raymond Pearl: On the frontier in the 1920s—Raymond Pearl Memorial Lecture (1983)," *Human Biology* 56, no. 1 (1984): 1–18.

12. *beer was brewed clandestinely:* S. Mayfield, *The Constant Circle: H. L. Mencken and His Friends* (Delacorte Press, 1968).

13. *effects on the growth of seedlings:* R. Pearl and A. Allen, "The influence of alcohol upon the growth of seedlings," *Journal of General Physiology* 8, no. 3 (1926): 215–31, doi:10.1085/jgp.8.3.215.

14. *modest imbibing can lengthen life:* R. Lakshman et al., "Is alcohol beneficial or harmful for cardioprotection?," *Genes and Nutrition* 5, no. 2 (2010): 111–20, doi:10.1007/s12263-009-0161-2.

15. *moderate smoking was harmful to longevity:* R. Pearl, "Studies on human longevity VII. Tobacco smoking and longevity," *Science* 87 (1938): 216–17.

16. *his 1926 book* Alcohol and Longevity: R. Pearl, *Alcohol and Longevity* (Alfred Knopf, 1926).

17. *novel published in 1925 by Sinclair Lewis:* H. S. Lewis, *Arrowsmith* (New American Library, 1925), 387.

18. *In his book* The Rate of Living: R. Pearl, *The Rate of Living, Being an Account of Some Experimental Studies on the Biology of Life Duration* (Alfred Knopf, 1928).

19. *his lecture series "The Biology of Death"*: R. Pearl, *The Biology of Death* (J. B. Lippincott, 1922).

20. *a popular article in the* Baltimore Sun: S. N. Austad, *Why We Age* (Wiley, 1997), 76.

21. *cooler water fleas lived longer:* J. W. MacArthur and W. H. T. Baillie, "Metabolic activity and duration of life II. Metabolic rates and their relation to longevity in *Daphnia magna*," *Journal of Experimental Zoology* 53, no. 2 (1929): 243–68, doi:10.1002/jez.1400530206.

22. *answer finally just popped into his head:* K. Kitani and G. O. Ivy, "I thought, thought, thought for four months in vain and suddenly the idea came"—An interview with Denham and Helen Harman," *Biogerontology* 4, no. 6 (2003): 401–12, doi:10.1023/b:bgen.0000006561.15498.68.

23. *for nearly a decade after he published:* D. Harman, "Aging: A theory based on free-radical and radiation chemistry," *Journal of Gerontology* 11, no. 3 (1956): 298–300.

24. *whether this damage is the most important cause of aging:* A. A. Freitas and J. P. de Magalhães, "A review and appraisal of the DNA damage theory of ageing," *Mutation Research—Reviews in Mutation Research* 728, no. 1–2 (2011): 12–22, doi:10.1016/j.mrrev.2011.05.001.

25. *"That on the ashes of his youth doth lie":* William Shakespeare, Sonnet no. 73, in *The Complete Works of William Shakespeare*, Royal Shakespeare Company Edition, ed. J. Bate and E. Rasmussen (Macmillan, 2006).

26. *uncovering its living mechanism:* K. B. Beckman and B. N. Ames, "The free radical theory of aging matures," *Physiological Reviews* 78, no. 2 (1998): 547–81.

27. *conserve energy by hibernation:* S. N. Austad and K. E. Fischer, "Mammalian aging, metabolism, and ecology: Evidence from the bats and marsupials," *Journals of Gerontology, Biological Sciences* 46, no. 2 (1991): B47–B53.

28. *Birds show an even more deviant pattern than bats:* D. J. Holmes et al., "Comparative biology of aging in birds: An update," *Experimental Gerontology* 36, no. 4–6 (2001): 869–83, doi:10.1016/s0531-5565(00)00247-3.

29. *a database called AnAge:* AnAge: The Animal Ageing and Longevity Database, accessed December 30, 2011.

30. *no correlation between longevity and metabolic rate:* J. P. de Magalhães et al., "An analysis of the relationship between metabolism, developmental schedules, and longevity using phylogenetic independent contrasts," *Journals of Gerontology, Series A, Biological Sciences and Medical Sciences* 62, no. 2 (2007): 149–60.

31. *longer life in subterranean mammals:* R. M. Sibly and J. H. Brown, "Effects of body size and lifestyle on evolution of mammal life histories," *Proceedings of the National Academy of Sciences of the United States of America* 104, no. 45 (2007): 17707–12, doi:10.1073/pnas.0707725104.

32. *chemical defenses that make an animal unpalatable:* M. A. Blanco and P. W. Sherman, "Maximum longevities of chemically protected and non-protected fishes, reptiles, and amphibians support evolutionary hypotheses of aging," *Mechanisms of Ageing and Development* 126, no. 6–7 (2005): 794–803, doi:10.1016/j.mad.2005.02.006.

33. *hibernation:* C. Turbill et al., "Hibernation is associated with increased survival and the evolution of slow life histories among mammals," *Proceedings of the Royal Society of London, Series B: Biological Sciences* 278, no. 1723 (2011): 3355–63, doi:10.1098/rspb.2011.0190.

34. *living in trees:* M. R. Shattuck and S. A. Williams, "Arboreality has allowed for the evolution of increased longevity in mammals," *Proceedings of the National Academy of Sciences of the United States of America* 107, no. 10 (2010): 4635–39, doi:10.1073/pnas.0911439107.

35. *body armor:* J. W. Gibbons, "Why do turtles live so long?," *BioScience* 37, no. 4 (1987): 262–69, doi:10.2307/1310589.

36. *George C. Williams predicted exactly such a pattern:* G. C. Williams, "Pleiotropy, natural selection, and the evolution of senescence," *Evolution* 11 (1957): 398–411.

37. *available data for birds and mammals:* R. E. Ricklefs, "Evolutionary theories of aging: Confirmation of a fundamental prediction, with implications for the genetic basis and evolution of life span," *American Naturalist* 152 (1998): 24–44.

38. *same generation times senesce at the same rate:* O. R. Jones et al., "Senescence rates are determined by ranking on the fast-slow life-history continuum," *Ecology Letters* 11, no. 7 (2008): 664–73, doi:10.1111/j.1461-0248.2008.01187.x.

39. *really put to an unequivocal test:* S. C. Stearns et al., "Experimental evolution of aging, growth, and reproduction in fruitflies," *Proceedings of the National Academy of Sciences of the United States of America* 97, no. 7 (2000): 3309–13.

40. *earlier reproduction in flies:* T. Flatt, "Survival costs of reproduction in *Drosophila*," *Experimental Gerontology* 46, no. 5 (2011): 369–75, doi:10.1016/j.exger.2010.10.008.

41. *classified as a single species:* M. O. Winfield et al., "A brief evolutionary excursion comes to an end: The genetic relationship of British species of *Gen-*

tianella sect. *Gentianella* (Gentianaceae)," *Plant Systematics and Evolution* 237, no. 3–4 (2003): 137–51, doi:10.1007/s00606-002-0248-3.

42. *"They were falling apart"*: interview with Steven N. Austad, State of Tomorrow (University of Texas Foundation), accessed January 7, 2012.

43. *wandered around during the day:* S. N. Austad, *Why We Age* (Wiley, 1997), 114.

44. *rate of aging was about half:* S. N. Austad, "Retarded senescence in an insular population of Virginia opossums (*Didelphis virginiana*)," *Journal of Zoology* 229 (1993): 695–708.

45. *Primates are tree dwellers:* M. R. Shattuck and S. A. Williams, "Arboreality has allowed for the evolution of increased longevity in mammals," *Proceedings of the National Academy of Sciences of the United States of America* 107, no. 10 (2010): 4635–39, doi:10.1073/pnas.0911439107.

46. *species with bigger brains live longer:* C. Gonzalez-Lagos et al., "Large-brained mammals live longer," *Journal of Evolutionary Biology* 23, no. 5 (2010): 1064–74, doi:10.1111/j.1420-9101.2010.01976.x.

第 9 章

1. *Robert Heinlein's science fiction novel:* R. A. Heinlein, *Methuselah's Children* (New English Library, 1980), originally published 1941.

2. *life span has advanced by nearly 15 minutes per hour:* J. Oeppen and J. W. Vaupel, "Demography: Broken limits to life expectancy," *Science* 296, no. 5570 (2002): 1029–31.

3. *failed to show any clear benefits:* D. Giustarini et al., "Oxidative stress and human diseases: Origin, link, measurement, mechanisms, and biomarkers," *Critical Reviews in Clinical Laboratory Sciences* 46, no. 5–6 (2009): 241–81, doi:10.3109/10408360903142326.

4. *oxygen free radicals are not just dangerous by-products:* J. P. de Magalhães and G. Church, "Cells discover fire: Employing reactive oxygen species in development and consequences for aging," *Experimental Gerontology* 41, no. 1 (2006): 1–10, doi:10.1016/j.exger.2005.09.002.

5. *the ocean quahog:* Z. Ungvari et al., "Extreme longevity is associated with increased resistance to oxidative stress in *Arctica islandica*, the longest-living non-colonial animal," *Journals of Gerontology, Series A, Biological Sciences and Medical Sciences* 66, no. 7 (2011): 741–50, doi:10.1093/gerona/glr044.

6. *tiny cave-dwelling olm salamander:* J. Issartel et al., "High anoxia tolerance in the subterranean salamander *Proteus anguinus* without oxidative stress

nor activation of antioxidant defenses during reoxygenation," *Journal of Comparative Physiology B: Biochemical, Systemic, and Environmental Physiology* 179, no. 4 (2009): 543–51, doi:10.1007/s00360-008-0338-9.

7. *tolerate these levels of stress:* K. N. Lewis et al., "Stress resistance in the naked mole-rat: The bare essentials: A mini-review," *Gerontology* 58, no. 5 (2012): 453–62.

8. *no effect on how long the animals live:* J. R. Speakman and C. Selman, "The free-radical damage theory: Accumulating evidence against a simple link of oxidative stress to ageing and life span," *Bioessays* 33, no. 4 (2011): 255–59, doi:10.1002/bies.201000132.

9. *signals which males are best fortified:* T. von Schantz et al., "Good genes, oxidative stress and condition-dependent sexual signals," *Proceedings of the Royal Society of London, Series B: Biological Sciences* 266, no. 1414 (1999): 1–12, doi:10.1098/rspb.1999.0597.

10. *males that females preferred:* C. R. Freeman-Gallant et al., "Oxidative damage to DNA related to survivorship and carotenoid-based sexual ornamentation in the common yellowthroat," *Biology Letters* 7, no. 3 (2011): 429–32, doi:10.1098/rsbl.2010.1186.

11. *survived significantly longer:* N. Saino et al., "Antioxidant defenses predict long-term survival in a passerine bird," *PLoS One* 6, no. 5 (2011), doi: e1959310.1371/journal.pone.0019593.

12. *reproductive success is correlated with carotenoid concentration:* R. J. Safran et al., "Positive carotenoid balance correlates with greater reproductive performance in a wild bird," *PLoS One* 5, no. 2 (2010), doi:e942010.1371/journal .pone.0009420.

13. *"senescence should always be a generalized deterioration":* G. C. Williams, "Pleiotropy, natural selection, and the evolution of senescence," *Evolution* 11 (1957): 398–411.

14. *everything except the germ line senesces:* R. Holliday and S. I. S. Rattan, "Longevity mutants do not establish any 'new science' of ageing," *Biogerontology* 11, no. 4 (2010): 507–11, doi:10.1007/s10522-010-9288-1.

15. *Aubrey de Grey, a maverick from Cambridge:* J. Weiner, *Long for This World: The Strange Science of Immortality* (Ecco, 2010).

16. *"Strategies for Engineered Negligible Senescence":* A. de Grey, "Defeat of aging: Utopia or foreseeable scientific reality," in *Future of Life and the Future of Our Civilization,* ed. V. Burdyuzha (Springer 2006), 277–90.

17. *it comprises ten separate diseases:* C. Curtis et al., "The genomic and transcriptomic architecture of 2,000 breast tumours reveals novel subgroups," *Nature* 486, no. 7403 (2012), 346–52, doi:10.1038/nature10983.

18. *discovered by Leonard Hayflick:* L. Hayflick and P. S. Moorhead, "Serial cultivation of human diploid cell strains," *Experimental Cell Research* 25, no. 3 (1961): 585–621, doi:10.1016/0014-4827(61)90192-6.

19. *it seemed like an obvious cause of aging:* J. W. Shay and W. E. Wright, "Hayflick, his limit, and cellular ageing," *Nature Reviews Molecular Cell Biology* 1, no. 1 (2000): 72–76.

20. *a structure involved with the replication of DNA:* E. H. Blackburn et al., "Telomeres and telomerase: The path from maize, *Tetrahymena* and yeast to human cancer and aging," *Nature Medicine* 12, no. 10 (2006): 1133–38.

21. *between six and nine feet long:* S. Chen, "Length of a human DNA molecule," in *The Physics Factbook*, ed. Glenn Elert, accessed January 25.

22. *replicative senescence limits life span:* L. Hayflick, "Human cells and aging," *Scientific American* 218, no. 3 (1968): 32–37.

23. *mouse cells can replicate indefinitely in the lab:* K. A. Mather et al., "Is telomere length a biomarker of aging? A review," *Journals of Gerontology, Series A, Biological Sciences and Medical Sciences* 66, no. 2 (2011): 202–13, doi:10.1093/gerona/glq180.

24. *all cancer cells produce telomerase:* J. W. Shay and W. E. Wright, "Role of telomeres and telomerase in cancer," *Seminars in Cancer Biology* 21, no. 6 (2011): 349–53, doi:10.1016/j.semcancer.2011.10.001.

25. *telomerase activity in fifteen different rodent species:* A. Seluanov et al., "Telomerase activity coevolves with body mass not life span," *Aging Cell* 6, no. 1 (2007): 45–52, doi:10.1111/j.1474-9726.2006.00262.x.

26. *critical size at which telomerase becomes a costly cancer risk:* N. M. V. Gomes et al., "Comparative biology of mammalian telomeres: Hypotheses on ancestral states and the roles of telomeres in longevity determination," *Aging Cell* 10, no. 5 (2011): 761–68, doi:10.1111/j.1474-9726.2011.00718.x.

27. *individuals with longer telomeres:* P. Bize et al., "Telomere dynamics rather than age predict life expectancy in the wild," *Proceedings of the Royal Society of London, Series B: Biological Sciences* 276, no. 1662 (2009): 1679–83, doi:10.1098/rspb.2008.1817; C. M. Vleck et al., "Evolutionary ecology of senescence: A case study using tree swallows, *Tachycineta bicolor*," *Journal of Ornithology* 152 (2011): 203–11, doi:10.1007/s10336-010-0629-2; H. M. Salomons et al., "Telomere shortening and survival in free-living corvids," *Proceedings of the Royal Society of London, Series B: Biological Sciences* 276, no. 1670 (2009): 3157–65, doi:10.1098/rspb.2009.0517; C. G. Foote et al., "Individual state and survival prospects: Age, sex, and telomere length in a long-lived seabird," *Behavioral Ecology* 22, no. 1 (2011): 156–61, doi:10.1093/beheco/arq178.

28. *mortality and telomere length:* R. M. Cawthon et al., "Association between telomere length in blood and mortality in people aged 60 years or older," *Lancet* 361, no. 9355 (2003): 393–95.

29. *a review of those studies conducted in 2011:* Mather et al., "Is telomere length a biomarker of aging?"

30. *how good you look for your age:* D. A. Gunn et al., "Perceived age as a biomarker of ageing: A clinical methodology," *Biogerontology* 9, no. 5 (2008): 357–64, doi:10.1007/s10522-008-9141-y.

31. *removing senescent cells:* D. J. Baker et al., "Clearance of p16Ink4a-positive senescent cells delays ageing-associated disorders," *Nature* 479, no. 7372 (2011): 232–36.

32. *induced senescent human cells to divide:* L. Lapasset et al., "Rejuvenating senescent and centenarian human cells by reprogramming through the pluripotent state," *Genes & Development* 25, no. 21 (2011): 2248–53, doi:10.1101/gad.173922.111.

33. *inequality of incomes:* R. Wilkinson and K. Pickett, *The Spirit Level: Why More Equal Societies Almost Always Do Better* (Penguin Books, 2010).

34. *the gap between rich and poor is large:* Wilkinson and Pickett, *The Spirit Level.*

图书在版编目（ＣＩＰ）数据

为什么不是200岁？ ：解开人类寿命与衰老之谜 /（英）乔纳森·席佛顿（Jonathan Silvertown）著 ；李昕亚译. -- 北京 ：人民邮电出版社，2017.9
（科学新悦读文丛）
ISBN 978-7-115-46064-6

Ⅰ. ①为… Ⅱ. ①乔… ②李… Ⅲ. ①人类－寿命(生物)－普及读物②抗衰老－普及读物 Ⅳ. ①R339.3-49

中国版本图书馆CIP数据核字(2017)第182844号

◆ 著　　　　[英]乔纳森·席佛顿（Jonathan Silvertown）
　　译　　　　李昕亚
　　责任编辑　王朝辉
　　执行编辑　杜海岳
　　责任印制　陈　犇
◆ 人民邮电出版社出版发行　北京市丰台区成寿寺路 11 号
　　邮编　100164　电子邮件　315@ptpress.com.cn
　　网址　http://www.ptpress.com.cn
　　三河市海波印务有限公司印刷
◆ 开本：880×1230　1/32
　　印张：6.875　　　　　　　　2017 年 9 月第 1 版
　　字数：127 千字　　　　　　　2017 年 9 月河北第 1 次印刷
　　著作权合同登记号　　　图字：01-2015-7647 号

定价：39.00 元
读者服务热线：(010)81055410　印装质量热线：(010)81055316
反盗版热线：(010)81055315
广告经营许可证：京东工商广登字 20170147 号